日本名醫問診系列

血糖（糖尿病）

全控制的最新療法

日文版監修｜井藤英喜（東京都健康長壽醫療中心院長）
中文版導讀｜賴史明（新光醫院內分泌糖尿病科主治醫師）
翻譯｜林雅惠（資深日文譯者）

枯燥的醫學知識變有趣了！

當我看到本書時，立即有一種「於我心有戚戚焉」的感覺。主要原因是因為本書由糖尿病的診斷（第一章〈你不可不知的血糖二三事〉），到糖尿病的致病機轉（第二章〈肥胖是健康大敵!!唯有對抗肥胖及預防〉）開始切入。之後，便進到治療的部分。

目前台灣的糖尿病治療指引，主要是參考美國糖尿病學會的建議（American Diabetes Association），其中最重要的一項治療方法為：飲食控制與生活習慣的改變。無獨有偶的，本書花了很多篇幅（第三～七章）在這一部分著墨。這一部分的加強，恰巧與我對糖尿病的治療觀念不謀而合。我常跟病友說：「控制好糖尿病的第一件事情，就是三餐定時定量。」因為有了固定的飲食，才有辦法調整藥物。

至於運動方面，也是一樣。很多病友面對運動時，會出現「先知先覺、後知後覺及不知不覺」的情況。換句話說，有些病友是不用跟他做衛教，就會運動；有些病友是接受了糖尿病的衛教後，開始運動；但仍有為數不少的病友，怎麼跟他說，就是不運動。長期看來，這三種不同觀念的人，擁有怎麼樣的預後，應該很清楚了！

目前，國人對糖尿病治療的觀念，雖已有長足的進步，但是仍然常聽到糖尿病病友說：「我不要吃西藥，因為吃西藥會傷腎！」這類的觀念，也常見於我建議病人洗腎或是注射胰島素時。事實上，原本身體的血液應該像水一樣無色無味，對健康才不會有負擔，而高血糖就像是全身血液裡含大量糖，長期下來，每個器官都難逃受損、病變的命運。為了避免高血糖對身體造成全面性的傷害，當血糖值已經失控時，正確地用藥乃是必須的，這樣才能保護我們的器官，包括腎臟。對此，本書在第八章也提出了建議——「不要輕信民俗療法」。

另外，在每一個章節末都會加上的「名醫小講堂」，把一些重要的觀念，深入淺出地說明清楚，讓讀者能夠掌握重點，也是一非常好的設計。

最後，特別值得一提的是，我一直想寫一本「漫畫說糖尿病」的書，但因為公務繁忙，沒有時間書寫。看到《血糖完全控制的最新療法》用輕鬆的插畫和圖表貫穿全書，讓原本枯燥的醫學知識變得平易近人、有趣，且可讀性高，我非常推薦這樣圖文並茂的書！

耕莘醫院醫療部副主任、輔大醫學系教授

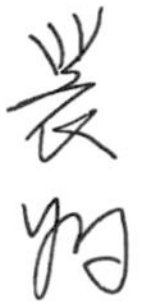

控制血糖，你也可以做得到！

血糖控制已經變成現代人最難的課題，因為看看路邊到處林立的飲料店，就知道在這充滿誘惑的叢林，想要在炎炎夏日，堅持抵抗不去買杯飲料消暑，是一件多麼不容易的事。

現代人不太運動，所以血糖不耐的問題非常嚴重，請您回想一下自己，是不是常有肚子一餓就六神無主，甚至動不動就發飆的現象？但是只要來杯飲料或者甜點，就可恢復精神、活力十足，且隨者年紀增長，這種低血糖的狀況，間隔時間越來越短，症狀越來越嚴重。坦白說，您可能離糖尿病不遠了！

糖尿病雖未立即致命，但是病情控制不佳，很容易產生嚴重的併發症，甚而造成心血管疾病。併發症最常見的就是末梢神經病變，然後引發足部感染，甚而截肢；眼睛病變也是一大問題，一旦視網膜病變嚴重惡化，難免有失明之虞；腎病變造成的洗腎問題，是目前健保支出非常沉重的負擔。因此，如何預防及控制血糖，實在是不能等閒視之。

一般來說，飯後血糖會升高，飯後一～二小時，血糖會到最高濃度，之後開始下降，食物的內容物和分量，都會影響濃度，很多人不運動且肥胖，胰島素的敏感性下降，因此血糖相對控制不佳，而這些人都是糖尿病的潛在病患。控制血糖必須從飲食和生活習慣同時下手，控制食慾需要很大毅力，保持運動也要有堅持，只要相信自己做得到，就能有效改變體質，邁向健康之路。

如何用生動明瞭的圖文說明，讓讀者很快吸收書中的精華，一直是日文醫療叢書的強項，本書使用「早中晚15原則」、「3、3、3＋1的潔牙原則」（見第七章）等，讓讀者容易遵循且又好記，是本書相當用心之處，因此相信讀者看完這本《血糖完全控制的最新療法》，必能心動、念轉，然後找到適合自己控制血糖的具體實踐方式，祝福大家都有健康幸福的人生。

長庚科技大學保健營養系助理教授、營養師
蕭千祐

一本防治糖尿病的最佳指南

隨著國人平均壽命的延長，各種慢性病的防治也就愈加顯得重要。糖尿病是一種典型的慢性病，患者在發病之後有一段相當長的時間是沒有症狀的，因此往往忽略了控制血糖的重要性。等到糖尿病的併發症逐一出現時，才想要認真地來治療，經常會有為時已晚的感覺。

在所有的慢性病當中，糖尿病算是最為棘手的一種，因為它的致病因素與日常生活型態息息相關，包括飲食習慣、運動多寡、壓力大小等等，所以日本人稱之為「複合型生活習慣病」，實在是相當貼切。

目前世界各國的糖尿病人口數都在迅速地增加中，當然也包括了台灣和日本。造成這種現象的原因主要有兩個，一個是因為糖尿病的體質會遺傳，另一個是因為現代人的生活型態越來越不健康，許多人總是吃多動少壓力大，更增加了罹患糖尿病的機會。根據台灣國民健康署的調查，目前國內糖尿病的人口數約為一四〇萬，在四十歲以上的人口中，每一〇〇人就有十二人患有糖尿病，而且這個百分比會隨著年齡增加而提高。

既然糖尿病這麼常見，那麼，它究竟是如何危害我們的健康呢？其實糖尿病的本質，就是一種會侵犯血管的疾病。血管裏的葡萄糖濃度太高時，就好像是讓血管泡在糖水中，泡久了血管就會壞掉。小血管受到傷害的結果，就會產生眼底視網膜病變、神經病變與腎病變；而大血管受損的結果，便容易引起心臟病、腦中風或足病變等。糖尿病若是控制不好，也會使抵抗力降低，所以發生感染或罹患腫瘤的機會便會增加。在台灣最近十年的十大死因之中，糖尿病一直是居於第四名或第五名左右。

至於糖尿病的治療，目的是要藉著適當地控制血糖，來預防或延緩糖尿病併發症的產生。治療的方法有兩大類，一個是生活型態的調整，另一個是藥物的治療。本書對於如何維持健康的生活型態，做了極為詳細的說明，包括如何控制飲食、適度運動、適量飲酒和調適壓力的正確方式，以及戒菸和減重的重要性。書中所提到的幾個觀念，值得我們強調。第一，糖尿病前期（血糖比正常值高，但還未達到糖尿病診斷）的病人，應該要比照糖尿病人來做生活型態調整，以避免病情進展成為糖尿病。第二，病人才是控制病情的主角，糖尿病人如果不能自我控制，再好的醫師或藥物也無法對病情有所幫助。第三，只要能好好地控制血糖，糖尿病人就可以過著與一般人無異的生活。

由於糖尿病相關的醫學研究發展迅速，最近有許多糖尿病的新藥相繼上市。目前國內用於治療糖尿病的藥物已經有八類之多，包括口服降糖藥與注射型降糖藥。根據最新的治療觀念，一旦病人被診斷出患有糖尿病，建議一方面要進行生活型態的調整，同時也要開始接受藥物治療。因為兩者可以相輔相成，達到更好的效果。許多病人擔心長期服藥會傷害腎臟，所以不願意接受規則的治療。事實上，糖尿病本身的高血糖，會使得全身上下的血管受到傷害，進而造成器官病變，當然也包括腎臟，因此在面對血糖控制一直不理想的狀況下，不應該排斥藥物的治療，利用藥物控制自己的血糖，才能降低血管受傷害的程度，也才能保護腎臟等許多重要器官，避免可怕的併發症。透過專業醫師妥善利用藥物控制血糖值，不但不會傷害腎臟，還能達到保護腎臟的效果。

最後，我們要再次提醒，不論是糖尿病人或是高風險族群，包括糖尿病前期、代謝症候群、具有糖尿病家族病史或是生活型態不健康的人，都應該參照本書的建議，來維持自己健康的生活型態。屬於高風險族群的人，要定期做健康檢查，以了解自己的病情是否惡化。糖尿病人則需要尋求一位容易溝通的醫師，最好是內分泌科、糖尿病科或是新陳代謝科的專科醫師，遵照醫囑，好好地自我控制，就能夠和疾病和平相處。別忘了，只要能好好地控制血糖，糖尿病人也可以過著與一般人無異的生活。

《血糖完全控制的最新療法》一書採用了許多簡明而生動的插圖和表格，使讀者能夠一目了然，印象深刻。即使是一般正常人，閱讀本書之後也會有很大的收穫。我建議一般讀者可以跳過第一章〈你不可不知的血糖二三事〉，直接閱讀第二～七章，而後面的第八章〈認識糖尿病及糖尿病前期的最新治療方法〉也可以省略。因為第二～七章是介紹如何調整飲食、運動和作息來維持健康的生活型態，這些知識對於正常人也會有很大的幫助。而糖尿病人和糖尿病前期的讀者，則應該按照本書編排的順序，從頭至尾閱讀一遍，然後再將第二～七章重新複習，來加深印象。最重要的是，閱讀完畢之後，要努力地將本書對於維持健康生活型態所提出的建議，真正地實踐於日常生活之中，才能夠對自己的身體健康有所助益。

新光醫院內分泌糖尿病科主治醫師
賴史明

前言

若有天，拿到健康檢查報告，看到「血糖值偏高」的檢查結果，你會怎麼做？相信絕大多數的人頂多就是苦笑，不然就是抱持著「不過高出一點點，不用緊張」的僥倖心態來面對，沒有人會嚴肅地看待這個事實，不是嗎？當然，因為害怕被診斷出糖尿病，所以不去醫院、置之不理的人也不在少數。要知道從我們得知「血糖值偏高」的那一刻起，其實就是與糖尿病展開抗戰的開端了。

患者人數已達八九〇萬人，前期（可能有糖尿病）人數更高達一三二〇萬人，合計二二一〇萬人（註一，見第一七〇頁）。這是包括糖尿病在內，所謂「血糖值偏高」者的實況。對一個可能引起腦中風、心臟病等致命性併發症，以及可能導致失明、截肢等不可逆後果的疾病來說，這個數字著實沉重。而且，更有甚者，糖尿病的盛行率只有增加沒有減少，近十年來，糖尿病加上糖尿病前期已增加了八〇〇萬的患病人口（註二，見第一七〇頁）。

血糖值居高不下，演變成糖尿病的危險性就會升高。即便如此，也不需要擔憂害怕。糖尿病確實會引起一些嚴重的症狀，但只要控制好血糖，就能有效延緩及避免併發症的發生。

本書提供給「血糖值偏高」的人一些基本認識，讓他們能夠做到良好的血糖控制，並且介紹預防糖尿病發生的各種方法。讀者應當認清高血糖可怕的地方，不要讓糖尿病纏上己身。

閱讀之前

高血糖、糖尿病的發生原因

遺傳因素（遺傳到容易罹患糖尿病的體質）

＋

不當的生活習慣等等

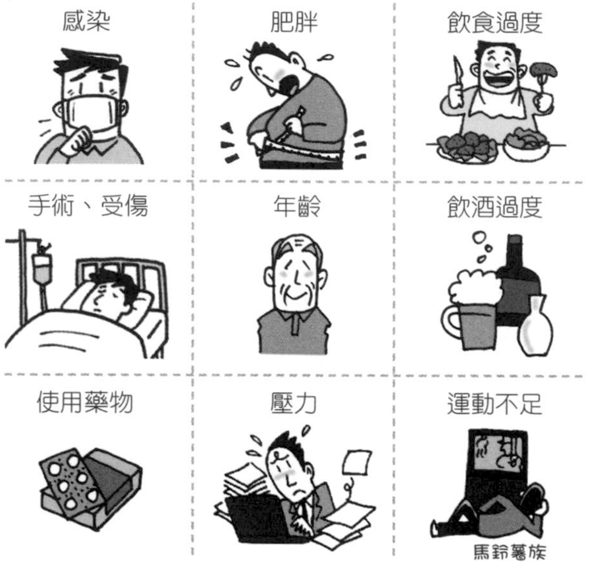
感染
肥胖
飲食過度
手術、受傷
年齡
飲酒過度
使用藥物
壓力
運動不足
馬鈴薯族

自體免疫

懷孕

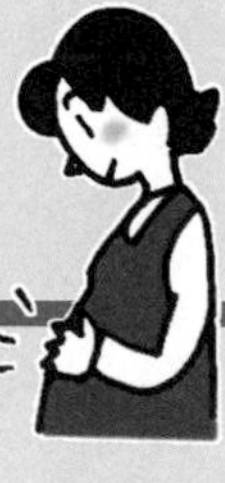

其他疾病的影響

＝

- 慢性胰臟炎、胰臟癌
- 升糖素瘤
- 生長激素腫瘤
- 嗜鉻細胞瘤
- 原發性皮質醛酮症
- 庫欣氏症候群
- 肝硬化
- 血鐵沉著症

等等

- 胰島素功能不足（胰島素阻抗）
  胰島素分泌不足
  - 飯後血糖偏高 → 第2型糖尿病
  - 糖尿病前期 → 第2型糖尿病
  - → 第2型糖尿病
- 胰島素分泌細胞（β細胞）被破壞 → 胰島素分泌極端不足 → 第1型糖尿病
- 荷爾蒙分泌產生變化 → 胰島素分泌不足、胰島素阻抗 → 妊娠型糖尿病
- 荷爾蒙分泌、糖分代謝異常 → 胰島素分泌不足、胰島素阻抗 → 續發性糖尿病

第2型糖尿病、第1型糖尿病 → 小血管疾病、動脈硬化開始並進行 → 合併各種併發症

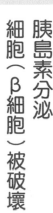

（參考第32頁）

妊娠型糖尿病 →
- 胎兒死亡
- 巨嬰症
- 先天畸形
- 流產　等等可能性

（參考第42頁）

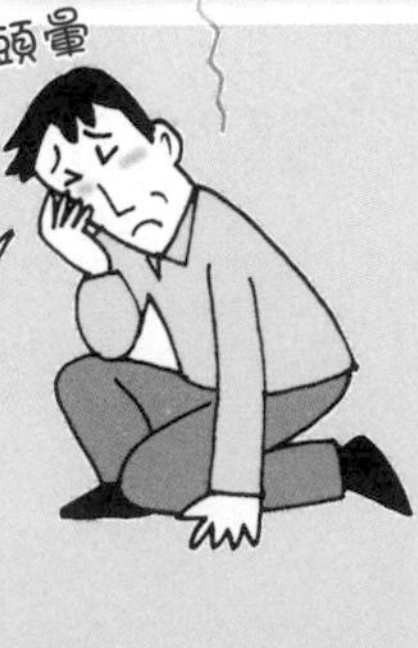

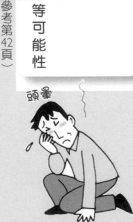

高血糖、糖尿病的治療

第2型糖尿病 ←
- **飲食控制**：不可缺 ＋
- **規律運動**：絕大多數的患者 ＋
- **藥物治療**：當接受飲食與運動治療，仍未達到治療目標時 ＋

第1型糖尿病 ←
- **胰島素注射**：不可缺 ＋
- **飲食控制**：不可缺 ＋
- **規律運動**：盡可能 ＋

續發性糖尿病 ←
- **治療導致糖尿病發生的疾病** ＋
- **飲食控制** ↑如有高血糖則不可缺 ＋
- **規律運動** ↑盡可能 ＋
- **藥物治療、胰島素注射** ↑視情況而定

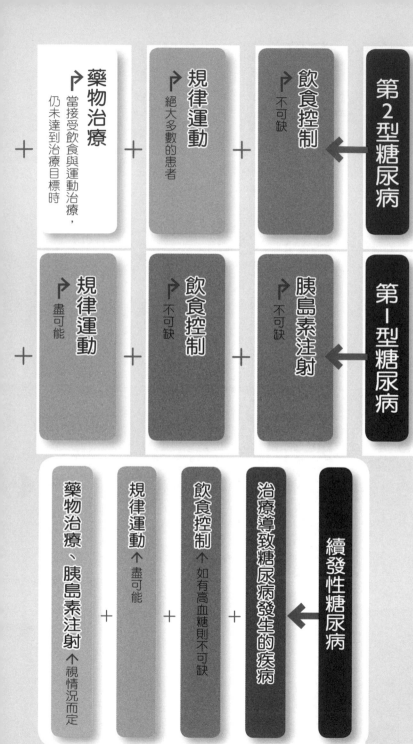

血糖控制的指標及評估（註三，見第一七〇頁）

指標		HbA1c 值（%）	血糖值（mg／dl）空腹	血糖值（mg／dl）飯後 2 小時
優		＜ 5.8	80～110（不含）	80～140（不含）
良		5.8～6.5（不含）	110～130（不含）	140～180（不含）
可	不十分良	6.5～7.0（不含）	130～160（不含）	180～220（不含）
可	不良	7.0～8.0（不含）	130～160（不含）	180～220（不含）
劣		≧ 8.0	≧ 160	≧ 220

＊出處：日本糖尿病學會編「糖尿病治療指引 2008-2009」

其他
併發症的治療等

其他
併發症的治療等

治療的目標值（註四，見第一七〇頁）

血糖值	空腹	60 ～ 90（mg／dl）	小於 100（mg／dl）	
血糖值	飯後 2 小時	大約 100（mg／dl）	小於 120（mg／dl）	
HbA1c值		大約 5.0%	1 型	小於 6.0%
HbA1c值		大約 5.0%	2 型	小於 5.5%
糖化白蛋白值（GA值）		大約 15.0%	1 型	小於 18.0%
糖化白蛋白值（GA值）		大約 15.0%	2 型	小於 16.0%

＊資料來源：東京女子醫科大學附屬醫院

妊娠型糖尿病
→ 飲食控制（不可缺）＋ 規律運動（盡可能）＋ 胰島素注射（視情況而定）

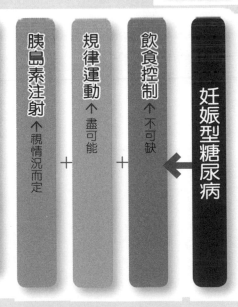

血糖完全控制的最新療法　目錄

第1章

你不可不知的血糖二三事

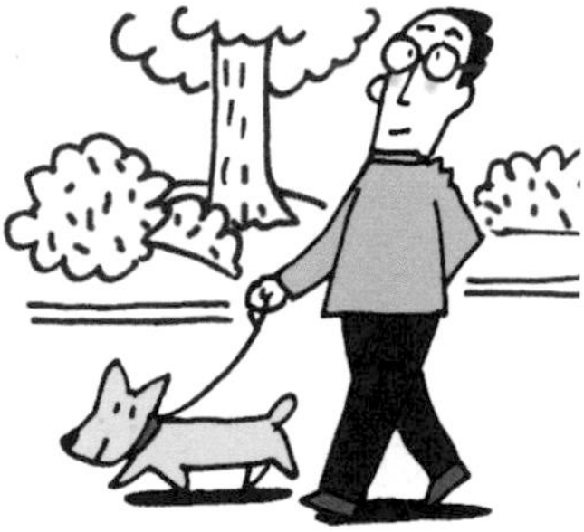

第3章

如何透過飲食平穩血糖值？

第4章 如何飲酒不傷身？

第7章 重新調整生活型態可控制血糖值

第8章
認識糖尿病及糖尿病前期的最新治療方法

＊本書隨時舉辦相關精采活動，請洽服務電話：02-23925338 分機 16。
＊新自然主義書友俱樂部徵求入會中，辦法請見本書讀者回函卡。

1

你不可不知的血糖二三事

檢視你對血糖值、糖尿病的「基本認識度」！

以下幾個問題當中，符合敘述者或認為正確者請打勾，每勾選一項算一分。

□知道自己的血糖值
□能夠說明血糖值所代表的意義
□知道血糖值超過多少時，會被診斷為糖尿病
□知道自己的糖化血色素 A1c（HbA1c）值
□糖尿病，尤其在初期階段，患者不會有任何自覺症狀
□糖尿病日益惡化，將傷及血管，使血管變得脆弱不堪
□糖尿病會引起危及生命的併發症
□糖尿病會造成失明
□糖尿病可能導致截肢的結果
□雖然有糖尿病，但只要控制得當，依舊可以過著和健康人一樣的生活

【評分】

○總分超過 8 分（含）以上

你對血糖值及糖尿病的知識堪稱完整，剩下的就是如何以知識為基礎，養成並實踐健康的生活習慣。

○總分在 4 ～ 7 分之間

一般人的平均得分。為了預防及改善糖尿病，請進一步加強相關知識。

○總分在 3 分（含）以下

你非常欠缺血糖值和糖尿病的相關基本常識。請透過本書補充相關知識。

糖尿病人口數暴衝！你能倖免於難嗎？

1 每5位成人就有1人罹患糖尿病或糖尿病前期！

根據厚生勞動省發表的「平成十九年（西元二〇〇七年）糖尿病實態調查」顯示，罹患糖尿病的人口約有八九〇萬人，罹患糖尿病前期（很可能罹患糖尿病的高危險群）的人口約有一三二〇萬人，兩者合計高達二二一〇萬。這個數字意味著每五位日本成年人當中，就有一人不是糖尿病患者，便是糖尿病前期患者。

糖尿病不僅是患者人數眾多，它的增加速度也快得令人咋舌。該調查於平成九年首度實施，當時的糖尿病患者人數是六九〇萬人，糖尿病前期患者人數是六八〇萬人，總計一三七〇萬人。短短十年之內，就多了二〇〇萬人次的糖尿病患，而糖尿病前期的患者更是一口氣增加了六四〇萬人之多。

無論從患者及高危險群的人數來看，或者從盛行率的增加速度來看，糖尿病已經成為不折不扣的日本新國民病。

2 50多歲男性的盛行率激增至29％，到了60多歲，更飆升至39％

就年齡別來看，糖尿病及糖尿病前期的患病人口從四十歲開始呈現快速上升的趨勢，而男性、女性分別在男性五十歲以後、女性六十歲以後的盛行率都有三級跳的現象。

以男性為例，四十～四十九歲的糖尿病及糖尿病前期患者大約有一九％，到了五十～五十九歲的階段，暴增為二九％，再到六十～六十九歲時，患者比例又跳升至三九％。把這個年齡層的人找來開同學會，假如來了三十位，裡頭就有十二人左右是糖尿病或糖尿病前期患者。

糖尿病的患者人數不僅是多而已，更以加速度成長中，就有專科醫師直指未來不出十年，糖尿病及糖尿病前期患者的人數將暴增為現在的兩倍。糖尿病已經成為一種尋常可見的現代文明病，任何人任何時候都有可能被診斷出得了糖尿病。

糖尿病已成為今日最具代表性的「現代文明病」（註二，見第一七〇頁）

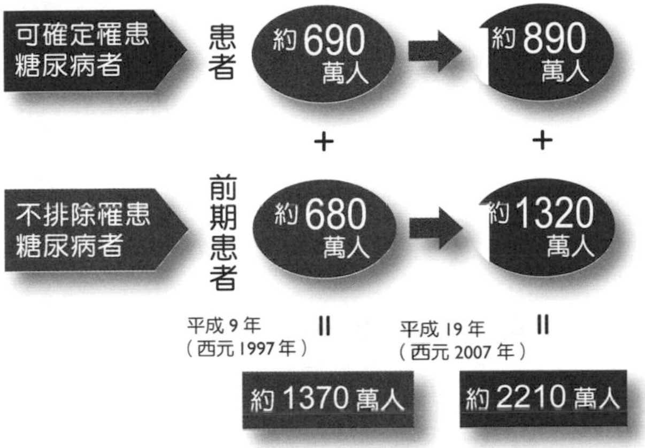

❶「可確定罹患糖尿病者」為糖化血色素 A1c 大於 6.1 ％以上，且透過問卷調查回答正在接受糖尿病治療的人

❷「不排除罹患糖尿病者」為糖化血色素 A1c 介於 5. 6% 至 6.1 %之間，但目前未接受糖尿病治療的人

＊出處：厚生勞動省「平成十九年（西元二〇〇七年）國民健康・營養調查」

無論男女性，50 歲以上之糖尿病盛行率均大幅攀升！（註五，見第一七〇頁）

	年齡（歲）	可確定罹患糖尿病者	不排除罹患糖尿病者
男性	20 ～ 29	1.1%	0.0%
	30 ～ 39	3.0%	3.0%
	40 ～ 49	7.6%	11.0%
	50 ～ 59	12.1%	16.7%
	60 ～ 69	22.1%	17.3%
	70 ～	22.6%	18.4%
女性	20 ～ 29	0.0%	0.9%
	30 ～ 39	0.5%	5.4%
	40 ～ 49	2.9%	10.4%
	50 ～ 59	5.6%	20.8%
	60 ～ 69	14.1%	18.2%
	70 ～	11.0%	23.8%

＊出處：厚生勞動省「平成 19 年（西元 2007 年）國民健康 ・ 營養調查」

什麼是血糖值？糖尿病究竟是哪裡出了問題？

3 「血糖值」就是血液中的葡萄糖濃度

無論是糖尿病或者糖尿病前期，基本的診斷標準都是「血糖值」偏高。我們把血糖值呈現偏高的狀態稱為「高血糖」，至於患者到底是已經得了糖尿病還是尚在前期階段，需要根據血糖值的高低程度來做判定。對糖尿病的診斷而言，血糖值是很重要的一項指標，那麼，血糖值究竟是什麼呢？血糖值持續偏高，究竟會為身體帶來什麼問題呢？

我們透過飲食獲取各種營養。其中，包括提供大腦和肌肉活動時所需能量的碳水化合物。碳水化合物的主要成分就是葡萄糖，常見的食物來源有米飯、麵條等穀類，以及水果、薯類和糖類等。

人體攝入的碳水化合物在腸道內被消化後分解成葡萄糖。葡萄糖通過肝臟進入血液內，再透過血液循環被輸送到全身各個組織器官，成為能量的供應源。這些存在於血液中的葡萄糖就是所謂的「血糖」，測量血糖在血中的濃度慣用的單位是每分升（dℓ）血液含有多少毫克（mg），所得的數值即為「血糖值」。

4 胰島素無法正常發揮作用，血糖就降不下來

食物中的碳水化合物經消化吸收後進入血液，成為血糖被送到身體各處供組織利用。所以，飯後血糖值會上升是極其正常的現象，而且，對健康的人來說，血糖只會升高到某種程度，並不會無限上升。這是為什麼呢？

大家都聽過「胰島素」。是的，人體的血糖就是靠著胰島素的作用，才不至於過度升高。胰臟有一塊組織，叫做胰島，胰島內的β細胞所分泌的荷爾蒙就是胰島素。胰島素的主要功能是促使血液中的葡萄糖進入細胞，使血糖值不會無限上升。

不過，人若因為肥胖，體內有太多脂肪堆積時，胰島素就難以發揮正常作用（胰島素阻抗）。在這種狀況下，血液中的葡萄糖無法順利進入細胞內，血糖值就降不下來。身體如果長久處於高血糖的狀態，不久的將來就會演變成糖尿病。

5 血糖值居高不下，血管會受重傷

血糖值持續偏高，究竟會為身體帶來哪些不良的影響呢？高血糖容易引發血管病變。其致病機轉如左圖所示。

高血糖引起的血管病變

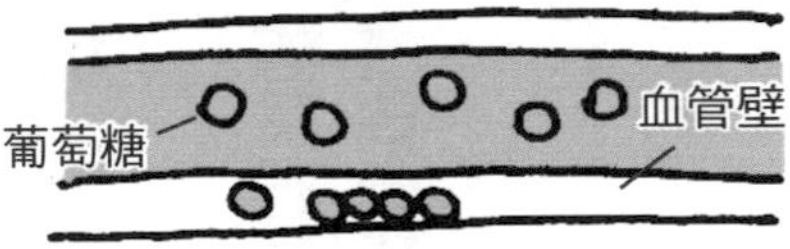

▶ 人體持續處於高血糖狀態，充斥在血液中的葡萄糖逐漸附著在血管壁上

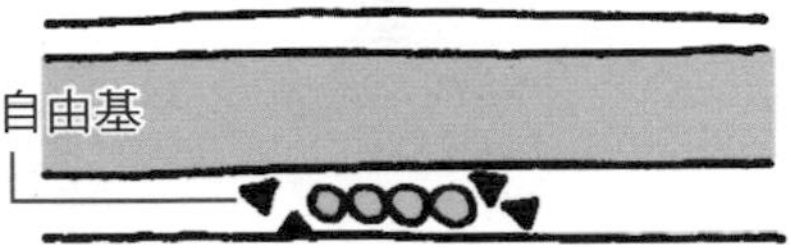

▶ 附著在血管壁上的葡萄糖與血管壁上的蛋白質結合，並發生化學反應，進而產生自由基

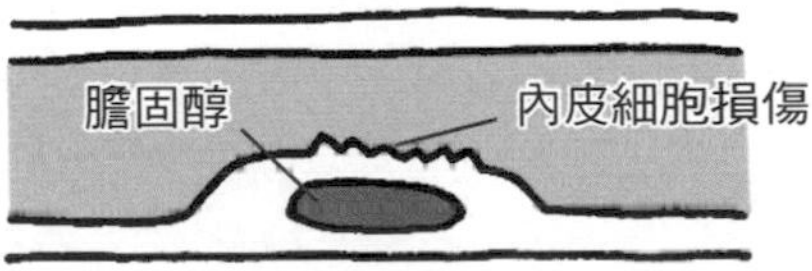

▶ 自由基是使身體生鏽（氧化）的危險物質。自由基具有強力的氧化作用，會傷害血管壁（內皮細胞），使血管壁表面變粗糙，膽固醇因而更容易發生沉積，動脈硬化也逐步形成

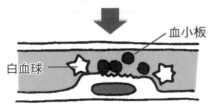

▶ 血管壁一旦受損，白血球和血小板會立刻聚集到患部，試圖修復傷口。如此一來反而會使動脈硬化更加惡化，使血管內徑變得更為狹窄，最終造成血管阻塞（血栓形成→心肌梗塞、腦中風）

95％的糖尿病源自於不良的生活習慣

6 糖尿病分類主要分成4種類型

糖尿病的分類包括以下幾種。

❶**第一型糖尿病**＝胰臟幾乎或完全不能分泌胰島素。

❷**第二型糖尿病**＝胰臟分泌胰島素不足，或胰島素不能被有效地利用。

❸**妊娠型糖尿病**＝因為懷孕而產生的糖尿病。

❹**其他型糖尿病**＝因為胰臟疾病、內分泌疾病、基因缺陷、感染或使用藥物等等原因，導致胰島素分泌異常或者功能不足所誘發的「續發性糖尿病。」

7 95％的糖尿病患屬於第2型糖尿病

講到生活習慣病（高血壓、高血脂、高血糖、心臟病等慢性病或文明病），糖尿病是最常被拿出探討的代表性疾病之一。值得注意的是，這時候所講的糖尿病，並不是上述❶～❹類型糖尿病的通稱，而是單指第二型糖尿病。以日本來說，大約有九五％的糖尿病患者屬於第二型糖尿病，也就是說，第一型糖尿病患人數僅占整體糖尿病患的一～三％（註六，見第一七〇頁）。

大多數的第二型糖尿病患，本身即存在著遺傳的因素，再加上吃得太多、又動得太少等不當生活型態的推波助瀾，終至發病。此外，還有一群被稱為「糖尿病前期」的隱性患者，指的是極有可能成為第二型糖尿病患的人。

第 1 型和第 2 型糖尿病的比較

	第 1 型糖尿病	第 2 型糖尿病
遺傳因素	據推測與遺傳有關，但尚不如第 2 型糖尿病那般明確	基本上，容易誘發糖尿病的體質會遺傳（糖尿病本身並不會遺傳）
發病原因	受到自體免疫或病毒等的啟動，使胰臟中負責分泌胰島素的細胞被破壞而發病	因飲食過度、缺乏運動、肥胖、壓力、年齡增長或懷孕等原因而發病
發病年齡	大多在 25 歲以下，但也有在中年發病的病例	大多在中年以後發病，但現在年紀輕輕即發病的例子也屢見不鮮
發病方式	以突然發病居多	有突然發病的例子，但絕大多數都是在無明顯症狀的狀況下緩步形成
肥胖	並無關係	關係密切

糖尿病前期（糖尿病高危險群）也不可掉以輕心

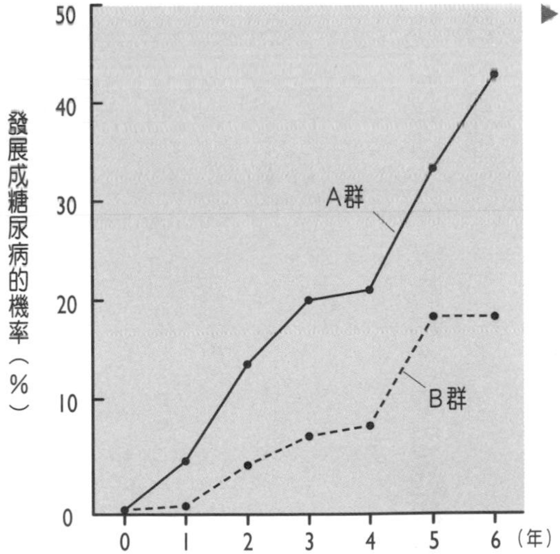

▶ 左圖是糖尿病前期（糖尿病高危險群）演變成糖尿病的機率。A 群一年只接受一次指導，B 群則經常接受指導，並持續進行適當的飲食控制和運動治療。在經過六年後，A 群的患者當中，有超過 40％的人成為真正的糖尿病患者。由此可以推知，如果不接受任何指導、不做任何改善，那麼，糖尿病前期便有極高的機率進展到真正的糖尿病。正處於糖尿病前期（高危險群）的患者不可不慎。

＊資料來源：Tuomilehto.et.al ／ New Engl J Med2001.344.1343
診斷與治療社出版 相澤徹著《糖尿病臨床入門》收錄／改編

驚！一步步、一步步出現這些症狀

8 糖尿病在無聲無息中啃噬人體健康

糖尿病之所以可怕，在於它的症狀大多是慢慢發生，而且不易察覺。就有人因為無來由地備感疲倦，或者突然昏倒在路邊被送到醫院，一經檢查，才知道自己已經得了嚴重的糖尿病。當自覺症狀出現時，通常意味著病情嚴重，甚至已有多重併發症發展。從健康檢查中得知自身有血糖偏高的問題，若因為沒有任何自覺症狀而置之不理，可說是危險之至。

血糖偏高而且持續一段時間以後，各式各樣的自覺症狀就會開始浮現。只是，每個人的發病方式不盡相同，如果不做檢查，單從症狀無法判斷糖尿病究竟發展到何種程度，也無法確定該症狀是否由

糖尿病發作前的高血糖所引起。

血糖值偏高的人，還有出現文中所提到糖尿病常見的高血糖病徵的人，都應該早日接受檢查，確認並掌握症狀，同時接受適當的治療。

9 視力減退、手腳麻痺等不可逆症狀逐一發生

以下所介紹的糖尿病典型症狀，可作為評估是否有糖尿病的依據。

糖尿病基本上都有高血糖的現象。當高血糖超過某個程度並持續居高不下，身體會開始出現「多尿、頻渴、喝多、體重減輕」等症狀。其他症狀還包括「身體倦怠、備感疲勞」，「嗜吃甜食」等。

一般認為，這些症狀都是長期高血糖狀態所致。

糖尿病經過一段時間之後，就會引起視力模糊、手腳麻痺等與神經、血液循環有關的併發症。

又如睡到一半腳抽筋、小腿痙攣之類乍看來不起眼的症狀，也是糖尿病所造成的神經、血管病變徵兆。

糖尿病的典型症狀

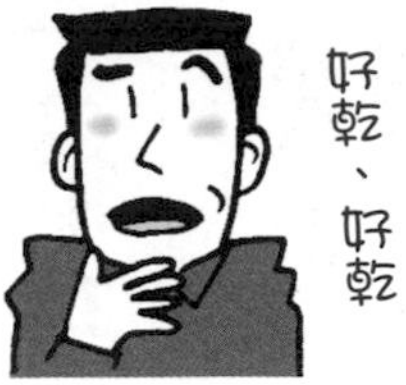

●喉嚨乾渴

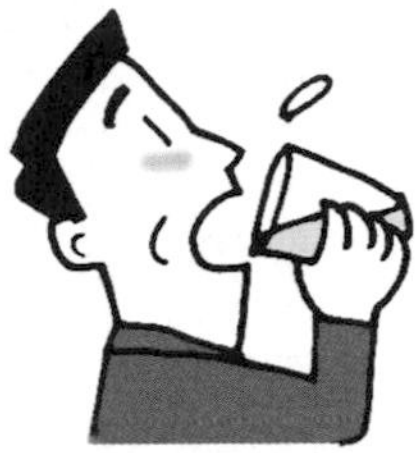
●拚命喝水

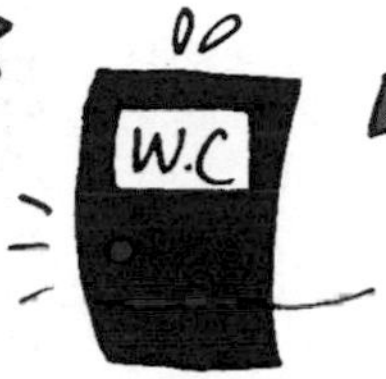

●排尿次數及尿量都增加

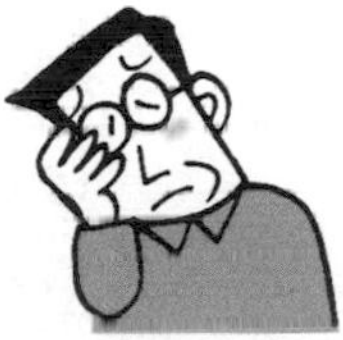
●身體倦怠、備感疲勞

●好想吃甜食

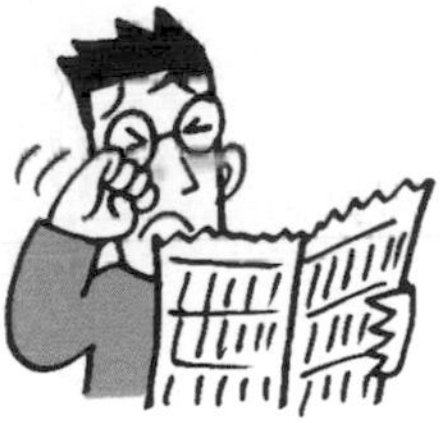
●視力減退

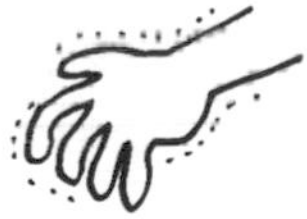
●手腳麻痺

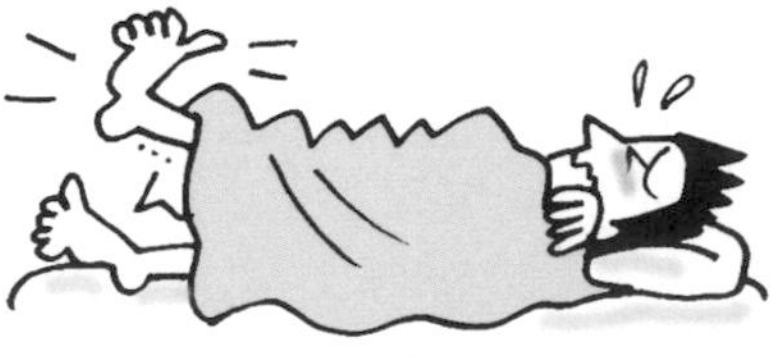
●睡到一半腳抽筋

明天輪到我?! 威脅著糖尿病患生命的併發症

10 糖尿病的「3大併發症」潛藏著截肢、失明及洗腎的危機

糖尿病可怕之處，在於會帶來各種併發症，不僅會招致失明、截肢等不可逆的嚴重後果，甚至會引起腦中風、心肌梗塞等致命疾病。雖說沒有糖尿病的人也會發生腦中風或心肌梗塞，但糖尿病患發生腦中風、心肌梗塞的機率是正常人的二～四倍。

此外，下述三種病變被稱為糖尿病的「三大併發症」，同時也是糖尿病患才會出現的併發症。

❶糖尿病神經病變

糖尿病神經病變，主要是高血糖所造成的末梢神經受損，罹病時間超過三～五年的人通常都有合併神經病變的現象。常見的症狀包括足部麻痺、足部失去對疼痛及冷熱的感覺、足部受傷而不自覺，直至出現潰爛。萬一潰爛處受到感染，嚴重時必須進行截肢手術。此外，如果自律神經受損，則會出現暈眩、站立不穩、排汗異常、便祕、腹瀉及排尿異常等症狀。

❷糖尿病視網膜病變

持續偏高的高血糖狀態，將損害覆蓋在眼球內側的視網膜，引起網膜上的微血管出血。倘若未及時發現給予治療，出血範圍就會擴大，造成視力大幅減退，病情再加劇下去，就會引起血球內大出血，嚴重時甚至有失明之虞。日本每年有超過三〇〇〇人因糖尿病視網膜病變而失去視力，糖尿病視網膜病變已成為成年人失明原因的第一名。

❸糖尿病腎病變

腎臟負責過濾血液中的老舊廢物，並透過尿液將它們排出體外。不過，受到長期高血糖的影響，

腎臟內進行血液過濾的腎絲球終至受損，腎絲球內的微血管被破壞，腎功能變弱，導致腎衰竭。一旦出現腎衰竭，體內的老舊廢物將會滯留，無法排出體外，嚴重時會引發可致命的尿毒症。

腎衰竭持續惡化下去，病人就需要接受洗腎，才能除去體內的廢物。據說因糖尿病腎病變而必須透析洗腎的患者，每年超過一萬人。

除了上述三大病變以外，糖尿病還會造成動脈硬化，引起心臟病、腦中風等意外，時刻威脅著患者的生命。其他又如會使患者突然昏倒的低血糖等等，糖尿病的併發症多到數不清。治療糖尿病，等於是在對抗併發症，這個說法一點也不為過。

糖尿病併發症，多到數不清

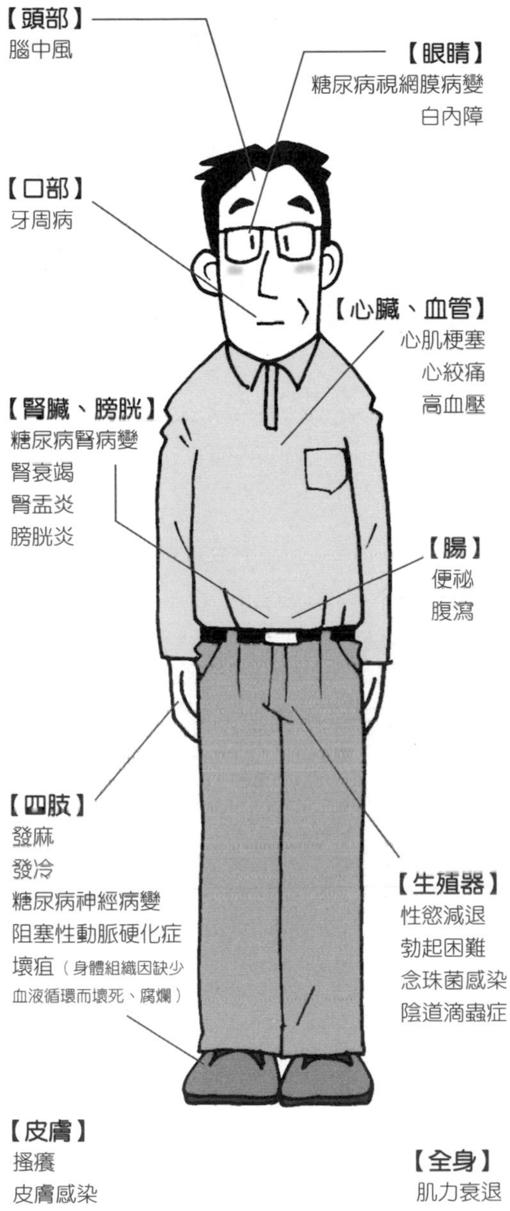

如何發現糖尿病？

11 為了早期發現、早期治療定期健檢不可少

很多人第一次知道自己的血糖值偏高是透過公司舉辦的健康檢查。健檢中的尿糖和血糖檢查已成為糖尿病的初步診斷標準，當這兩項檢查出現異常時，醫生會告知可能有糖尿病或糖尿病前期的問題。為了能夠早期發現、早期治療，定期接受健康檢查是不可或缺的一環。

先來說明尿糖。當血糖升高到某一個程度，無處可去的葡萄糖只好流入尿液中。也就是說尿液裡頭有糖出現時，代表血糖值已經高到某種程度了。

一般而言，如果有尿糖被驗出，血糖值通常都在一七〇mg／dℓ以上。不過，比較棘手的是，即使有尿糖存在，也不一定代表就有高血糖或糖尿病。反之，雖然沒有驗出尿糖，但卻有高血糖或糖尿病症狀發生也不足為奇。簡單的說，糖尿病的診斷不能光憑尿糖檢測。

12 空腹血糖值以及葡萄糖耐受試驗可判別糖尿病或糖尿病前期

比尿糖更受重視者，當然是血糖值。首先要測的是「靜脈空腹血漿血糖值」（簡稱空腹血糖值），也就是在早餐前、空腹時這一段血糖最低的時段檢測血糖濃度。正常人的血糖值在一一〇mg／dℓ以下❶，當空腹血糖值超過（含）一二六mg／dℓ，即為糖尿病。

話說回來，空腹血糖值也不是萬無一失，有些糖尿病前期或初期糖尿病患者，測出來的空腹血糖

值也會落在正常範圍內。為避免失誤，應再進一步做「口服葡萄糖耐受試驗」，以確定診斷。

口服葡萄糖耐受試驗是在早餐未進食前，喝下七五克的葡萄糖溶液，然後檢驗三十分鐘、六十分鐘及一二〇分鐘的血糖值和尿糖值。

正常人在喝下糖水後三十分鐘，血糖會上升到最高值（一四〇mg／dℓ以下），接著緩緩地下降，兩個小時後回到檢查前的狀態。但糖尿病人或糖尿病前期者，三十分鐘後，測值來到高點，而之後還有更高值。

凡是測得空腹血糖值在一二六mg／dℓ以上，同時口服葡萄糖耐受試驗第二小時的血糖值在二〇〇mg／dℓ以上者，為疑似糖尿病。如果前述兩個血糖值分別落在一一〇mg／dℓ及一四〇mg／dℓ以下者，為正常。上述標準以外的數值，則可診斷為糖尿病前期。另外，下頁說明的糖化血色素A1c在六．五％以上者，也會被診斷為糖尿病。

疑似糖尿病，且經確認血糖持續偏高不斷，即可判定為糖尿病。

空腹血糖值及 75 克口服葡萄糖耐受試驗（OGTT）的判定區分（註七，見第一七一頁）

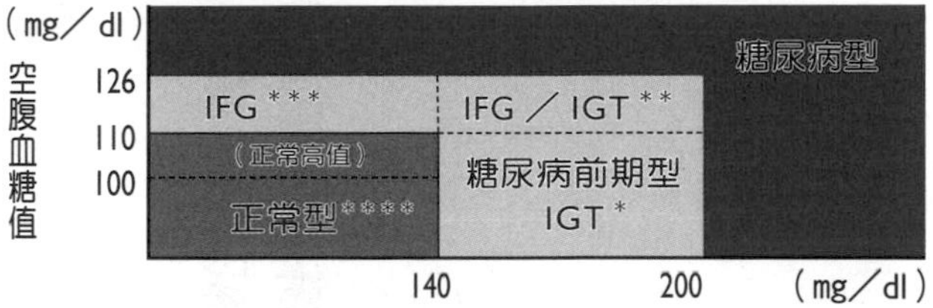

75 克口服葡萄糖耐受試驗第 2 小時血糖值（靜脈血漿值）

*世界衛生組織（WHO）判定 IGT（Impaired Glucose Tolerance，葡萄糖耐受不良）定義：空腹血糖值小於 126mg／dl，且 75 克口服葡萄糖耐受試驗第 2 小時血糖值在 140mg／dl ～ 199mg／dl 之間者

**世界衛生組織（WHO）判定 IFG（Impaired Fasting Glucose，空腹血糖障礙）定義：空腹血糖值介於 110 ～ 125mg／dl 之間，且葡萄糖耐受試驗第 2 小時血糖值小於 140mg／dl 者

***美國糖尿病學會（ADA）判定 IFG 定義：空腹血糖值介於 100 ～ 125mg／dl 之間者

****雖經診斷為正常，但空腹血糖值若超過 100mg／dl 時，進展成糖尿病的機率高於空腹血糖值在 100mg／dl 以下者，故 100mg／dl 以上、110mg／dl 以下的血糖值被稱為「正常高值」，應視為準糖尿病前期，必須做定期追蹤等處置

*出處：日本糖尿病學會編「糖尿病治療指引 2008-2009」

❶：西元二〇一三年十一月，美國糖尿病學會將正常空腹血糖值上限修正為一〇〇mg／dl，台灣也採用此標準。（超過則為空腹血糖偏高或是糖尿病）

不能只靠血糖值，其他檢查也不可少

13 透過糖化血色素A1c檢查「偽健康檢查優等生」也無所遁形

空腹血糖值檢查所測出來的數值，只能代表採血當時的血糖狀態。相對於此，糖化血色素A1c檢查（HbA1c）卻能反映過去一～二個月的平均血糖狀態。血液中的葡萄糖會與紅血球中的血色素結合成糖化血色素，檢測血色素和糖化血色素的比例，就是糖化血色素A1c檢查。該檢查和空腹血糖值檢查一樣，已經成為糖尿病的診斷標準（大於或等於六．五%，即為糖尿病），同時也是血糖控制的指標，是一項相當重要的檢查。

此外，目前雖然只是血糖值偏高，並沒有到達糖尿病的地步，也沒有出現併發症的症狀者，即便如此，也應了解自身的身體狀態和弱點。除了血壓之外，下頁所示的膽固醇值、三酸甘油酯值（中性脂肪值）、尿酸值、體型（是否肥胖）等，都是必須先行掌握的重點。

有糖尿病家族史的人要特別注意，因為遺傳因素對糖尿病的發病率有一定影響。儘管專家到目前為止還無法做出合理解釋，但遺傳因素確實存在。

14 務必參加定期健康檢查，並請教醫師的意見

綜合上述，我們務必一年進行一次健康檢查。若無法參加企業所提供的健康檢查，則可利用各地方政府所舉辦的定期健檢。檢查結果出爐後，應請教醫師。醫師也會做出建議指導，讓此後生活更健康。

糖尿病、糖尿病前期相關症狀及併發症的篩檢（註八，見第一七一頁）

	檢查名稱	標準值
血液檢查	空腹血糖值	65～110mg／dl
	糖化血色素 A1c 檢查（HbA1c）	4.3～5.8%
	口服葡萄糖耐受試驗 (75 克 OGTT) 2 小時後的血糖值	140 mg／dl 以下
血清脂質檢查	總膽固醇	120～220 mg／dl
	低密度脂蛋白膽固醇 （LDL-C，俗稱壞膽固醇）*	70～140 mg／dl
	高密度脂蛋白膽固醇 （HDL-C，俗稱好膽固醇）	男性 40～70 mg／dl 女性 45～75 mg／dl
	三酸甘油酯（中性脂肪）	30～150 mg／dl
腎功能檢查	尿素氮（BUN）	8～20mg／dl
	肌酸酐	男性 0.6～1.0mg／dl 女性 0.5～0.8mg／dl
	尿酸值	男性 3.5～7.5mg／dl 女性 2.5～6.0mg／dl
體型（是否肥胖）	BMI= 體重 (kg)÷ 身高 (m)÷ 身高 (m)	18.5～25
	腰圍（肚臍一周：腹圍，詳細測量方法請參考第 49 頁）**	男性≧ 85cm 女性≧ 90cm
	微量白蛋白尿 (尿液檢查)	0～30mg／g 肌酸酐
其他檢查	眼底檢查	—
	胸部 X 光	—
	心電圖	—
	踝臂指數（ABI） （腳踝與上臂的動脈收縮壓比值）	1.0～1.2
	頸動脈超音波	—

*糖尿病患的期望值為未達 120mg／dl
**檢查方法不同，標準值也有所不同

會促使血糖值上升的危險因子，多到不可勝數！

15 現代人的典型生活型態直接成為致病要因

會促使血糖值上升，引起糖尿病、糖尿病前期的危險因子，究竟有哪些呢？

試看幾個主要因素，每一個都與現代人的生活脫不了關係。我們的生活在過得越富足、越便利的同時，無形中也招來了各式各樣會導致糖尿病的危險因子。

哪些危險因子會提高得到糖尿病前期及糖尿病的機率呢？除了遺傳、年齡、藥物和懷孕之外，肥胖、飲食過度、飲酒過量、運動不足、過勞、壓力、生活不規律等，每一個都是現代典型的生活型態所造成。過著上述生活型態的人應該很多吧，現在就讓我們逐一檢視。

16 遺傳、過食、肥胖、壓力……人人都會遇上的危險因子

首先是遺傳。已知近親當中如果有糖尿病者，本身得到糖尿病前期及糖尿病的機會就會增加。一般認為，這是遺傳到胰島素作用不良，血糖值容易上升的體質所造成的結果。致病的原因既然是遺傳，也就莫可奈何了？要知道諸如此類的想法實在是大錯特錯。

即使父母都有糖尿病，只要過著不過食、不發胖的健康生活，一樣能夠預防糖尿病的發生。對糖尿病來說，遺傳雖然是一個致病的危險因子，卻是可以被克服的。

吃得太多又動得太少，想不胖都困難。根據各項調查報告顯示，身體肥胖的人與體重標準的人相

比，前者成為糖尿病前期患者及糖尿病患者的風險是後者的三～四倍。

大家都知道酒精不但會促進食慾，使人吃下過多的熱量，一旦飲酒過量，還會使肝功能受損，同時更是擾亂生活步驟的元凶。過量的酒精可說是引爆糖尿病的引信、導火線。

由過勞和生活不規律所引起的壓力，也是健康的大敵。有研究報告指出，人一感受到壓力，血糖值即刻飆升。

吃太多、喝太多、運動不足、壓力……，說現代人的生活被糖尿病的致病因子團團包圍，一點也不為過。

會促使血糖值上升的危險因子

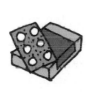

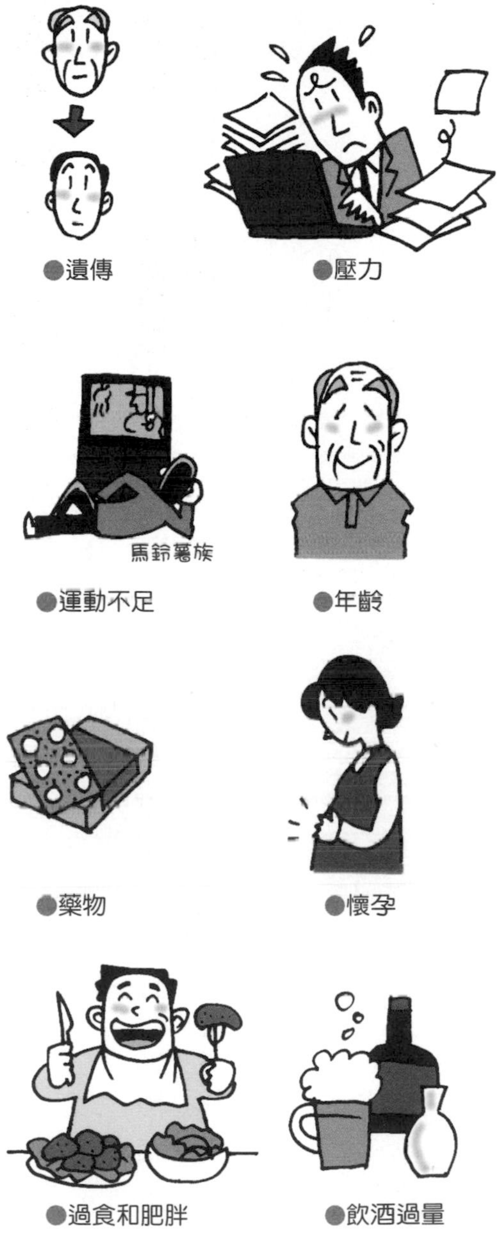

病人才是控制病情的主角

17 體質色彩更勝疾病色彩 終歸得靠自我控制

糖尿病會引起各種致命性的併發症，同時更是一種生活習慣病，任何人得到都不足為奇。而且，糖尿病可怕的地方是一旦發病，就得終生與之為伍，無法治癒。光是這幾點，就值得我們努力改善、認真預防糖尿病的發生。

雖然稱為糖尿病，不過，與其把它當成一種疾病看待，不如把它看成是一種體質處於「高血糖狀態」的問題，這麼一來，更容易幫助我們了解它的本質。

糖尿病和糖尿病前期既然是體質上的問題，也就難以治癒，但只要控制得當，同樣能夠使身體回復到正常範圍或接近正常的狀態。

總的來說，糖尿病固然會終生相隨，但卻是可加以控制的，若是置之不理，只會招來嚴重的後果。相反的，若是控制得好，也能過著和一般人無異的生活。

想要治療糖尿病和糖尿病前期，靠的不是藥物或手術，而是妥善的自我控制。

18 定期量測血糖值，經常檢視目標是否達成

糖尿病患要「控制」的對象，不用說也知道是「血糖值」。已經有糖尿病的人當然要控制好血糖，因健檢得知自身血糖值偏高的糖尿病預備族群，平日也要努力使血糖回復並保持正常。

如此一來，血糖自我監測就顯得十分重要，這

「血糖靠自己控制」的心態很重要

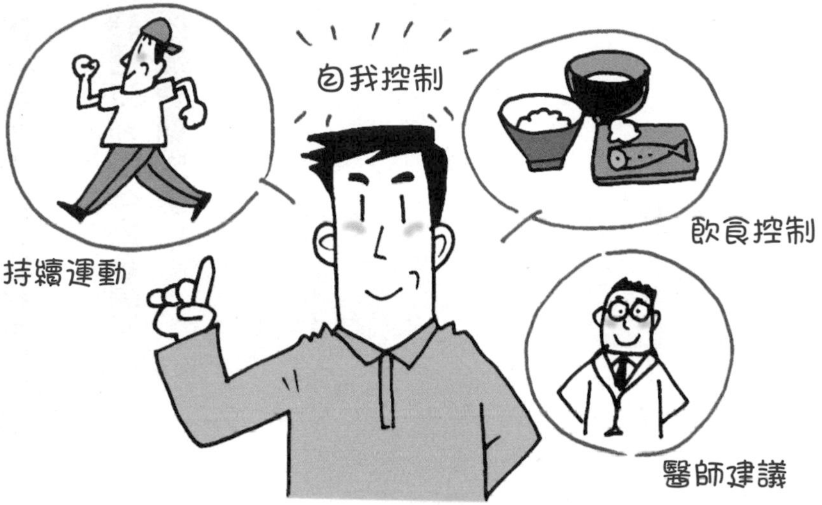

▶ 糖尿病和糖尿病前期都是靠自己治療的疾病，治療的重點在於必須認真應戰

樣才能定期、確實掌握數值。醫師會就檢測出來的數值做出建議，我們應該遵照醫囑，從日常生活中著手控制。到了下次檢查，如果數值下降，血糖被控制達到正常或接近正常，那就表示日常所做的自我管理發揮作用。假如血糖值下降的不如預期，甚至於還往上升高，即意謂著自我管理做法有誤或者不夠落實。

就檢查來說，一年最少要做一次健康檢查，而血糖值偏高的人，最好能夠每隔三個月到半年就驗一次血糖，以檢視控制目標是否達成。

現在，我們也可以在家，透過專業的儀器，簡單地測尿糖、驗血糖。面對高血糖，除了聽從醫師的意見之外，最重要的是必須有血糖靠自己控制、靠自己治療的心態和認識。

什麼是妊娠型糖尿病？糖尿病合併妊娠？

「妊娠型糖尿病患」是在懷孕時發病，或是懷孕期間經檢查確認糖代謝異常者，與孕前就患有糖尿病的患者不同。為了在兩者之間做出區別，我們將後者稱之為「糖尿病合併妊娠」。

19 超過8.5％的孕婦會得妊娠型糖尿病

因為懷孕而導致糖代謝異常的疾病，就是「妊娠型糖尿病」。雖然糖代謝異常並不代表得了糖尿病，也不等於糖尿病，但身體確實出現了高血糖現象。

懷孕時，胎盤會分泌泌乳素、黃體素等女性荷爾蒙，這些激素具有降低胰島素功能的作用。再者，荷爾蒙分泌和糖代謝的關係也會在懷孕期間出現變化。

除此之外，促使糖代謝在孕期內發生異常的原因還有若干個，而糖尿病或者接近糖尿病的狀態也就因此悄悄發生。有報告指出，妊娠型糖尿病的發生率約八・五％，甚至更高。

20 血糖控制良好，一樣能夠順利生產

妊娠型糖尿病如果置之不理任其發展，很可能使胎兒過度成長、導致胎兒出現心臟異常等先天畸形，造成各種不良影響，而母體本身也會有羊水過多等問題發生。懷孕中期的高血糖更是要特別注意，因此，一旦被診斷出有妊娠型糖尿病，需要確實接受治療。

所幸只要血糖控制良好，必能順利生產，母子

均安。同樣的，糖尿病合併妊娠若是不予控制，對母親、對胎兒都會造成危險。反過來說，血糖值如果能夠被控制在理想的範圍內，順利生下健康寶寶的機會就會大大地增加。

妊娠型糖尿病的診斷標準（根據 75 克口服葡萄糖耐受試驗檢查）

所謂「75 克口服葡萄糖耐受試驗」是一種診斷有無糖尿病的檢查方法。即在空腹狀態下先測量一次血糖值，接著口服 75 克葡萄糖水，並於禁食一小時後及兩小時後各檢測一次血糖值

- 空腹時血糖值　：100 mg ／ dl
- 一小時後血糖值：180 mg ／ dl
- 兩小時後血糖值：150 mg ／ dl

三次血糖值中如果有兩項或兩項以上超過上述數值，即可診斷為妊娠型糖尿病 ❷ 。若為疑似糖尿病（參考第 35 頁）者，也要視為糖尿病處理

＊出處：日本糖尿病學會編「糖尿病治療指引 2008-2009」

已知有妊娠型糖尿病卻置之不理，可能引起下列併發症！

對母體的影響——
- 羊水過多
- 妊娠性高血壓症候群
- 酮酸中毒　等等

對胎兒的影響——
- 巨嬰症
- 發育不全
- 兔唇、唇顎裂
- 心肌症　等等

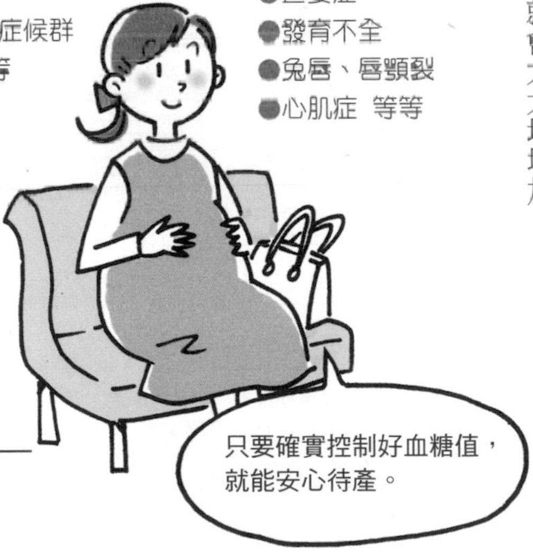

對分娩的影響——
- 流產
- 早產
- 難產　等等

❷：台灣目前最新的妊娠型糖尿病的診斷標準（根據七十五克口服葡萄糖耐受試驗檢查）：空腹時血糖值：九十二mg／dl、一小時後血糖值：一八〇mg／dl、兩小時後血糖值：一五三mg／dl，任何一次超過標準值即判定為妊娠型糖尿病。

名醫小講堂

真正可怕的頭號殺手——「複合型生活習慣病」不可輕忽的代謝症候群

「代謝症候群」（Metabolic Syndrome）是一個新的醫學概念，它並不是指某一種特定代謝功能出問題，而是集多種致病因子於一身的一種代謝異常現象，可以說是罹患複合型生活習慣病的狀態。

代謝症候群的具體指標是內臟脂肪型肥胖、血脂異常、血壓高、血糖高。只要出現上述4項指標中的任3項或3項以上，且其中1項為內臟脂肪型肥胖者，就是代謝症候群。單就某一項指標來看，可能症狀輕微，但代謝症候群可怕之處在於各指標結合在一起後，會加速動脈硬化的形成，隨時隨地都可能引發心肌梗塞等重大疾病，威脅生命安全。

自西元2008年4月起，以40～74歲成年人為對象所實施的特定健康診斷（特定健檢），就是針對代謝症候群所設立的制度。代謝症候群的診斷標準如下❸。

●內臟脂肪（腹腔內脂肪）堆積

腰圍：男性≧85公分　女性≧90公分

（內臟脂肪面積男女皆相當於100平方公分）

●除了上述指標之外，再加上下列指標中的任2項或2項以上者

① 血脂異常：三酸甘油酯值（中性脂肪值）≧150mg／dl或高密度脂蛋白膽固醇（HDL-C）＜40mg／dl（男女性皆同數值）

② 血壓：收縮壓≧130mmHg，或舒張壓≧85mmHg

③ 空腹血糖：≧100mg／dl

---

❸：台灣代謝症候群的診斷標準為：下列5項中符合任3項或3項以上者即是。

① 男性腰圍≧90公分，女性≧80公分

② 血中三酸甘油酯值：≧150 mg／dl

③ 血中高密度脂蛋白膽固醇：男性＜40 mg／dl，女性＜50 mg／dl

④ 血壓：收縮壓≧130mmHg，舒張壓≧85mmHg

⑤ 空腹血糖：≧100 mg／dl

2

肥胖是健康大敵！！唯有對抗肥胖及預防

檢視你的「肥胖危險度」！

以下幾個自我檢測指標當中，符合敘述者請打勾，每勾選一項算一分。

□一直很在意腹部堆積的脂肪
□常常不吃早餐
□常常吃完東西就上床睡覺
□吃東西很快，有狼吞虎嚥的傾向
□喜歡重口味的食物
□喜歡肉類勝過魚類，也常常吃肉
□喜歡喝酒也經常喝酒
□工作型態以辦公桌前的靜態工作居多
□經常搭電梯，很少爬樓梯
□沒有運動的習慣

【評分】

○總分超過 8 分（含）以上

肥胖，而且糖尿病前期、糖尿病正在加速形成中。如果不及時改善，很快地就會出現健康危機。請盡早並積極改善生活中的不良習慣。

○總分在 4 ～ 7 分之間

雖然目前還不算胖，但如果持續下去，恐怕逃不過發胖的命運。請從有問題的生活習慣開始著手改善，努力防止肥胖、糖尿病發生吧。

○總分在 3 分（含）以下

目前的習慣可以使你維持理想的體重，不過，不能因此就掉以輕心，請檢視飲食和運動習慣，讓它們更適切。

「小腹凸出」是高血糖的危險訊號

21 多餘的熱量會變成脂肪貯存在體內

肥胖，是招致糖尿病前期以及造成糖尿病的各種危險因素當中，最值得注意的一個。

誠如第二六頁所做的說明，我們自飲食中攝入的碳水化合物，在腸道內被分解成葡萄糖並進入血液中，最後經細胞吸收，成為細胞活動的能量來源。如果能量沒有完全被利用耗盡，多餘的部分就會轉化成三酸甘油酯（中性脂肪）儲存在脂肪細胞裡，以備飢餓等不時之需。這是人類在漫長的演變過程中，經常面臨食物匱乏危機所進化出來的生存之道。

不過，到了沒有挨餓困擾的現代，想要吃得多豐盛都不成問題，再加上發達的運輸科技等，為人類的生活帶來無與倫比的便利，使得人們不太需要勞動身體。吃得多卻動得少，結果就是令儲存在脂肪細胞內的三酸甘油酯有增無減，逐漸囤積在皮下和內臟，最後終於形成肥胖。

22 胰島素功能不彰將會導致血糖值上升

肥胖的人，血糖值很容易上升。之所以會造成這種現象的原因主要有兩個，其一是蓄積了很多脂肪的脂肪細胞大量分泌干擾胰島素作用的物質。脂肪囤積的越多，這些干擾物質就分泌得越多，不但會抑制胰島素的分泌，還會影響胰島素的作用。

胰島素是體內唯一能夠降低血糖的荷爾蒙，一旦出現作用不良，血糖值就會升高，導致身體經常

肥胖者的比例（BMI 值超過 25 以上的人口比例）

＊關於 BMI 值，請參考第 49 頁

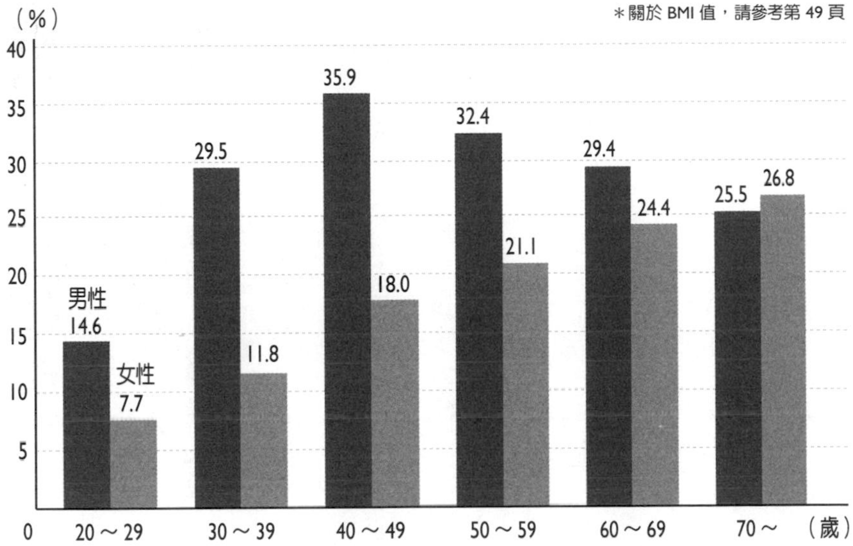

＊出處：厚生勞動省「平成 20 年（西元 2008 年）國民健康 ‧ 營養調查」

處於高血糖狀態。

另一個原因是脂肪細胞被三酸甘油酯完全塞滿，已經無法再容納其他物質。沒有被細胞吸收利用的葡萄糖，只能在血液裡流竄，因而導致血糖值越來越高。不過，胰臟不但不會對這種異常現象袖手旁觀，反而會拚命製造胰島素，努力維持血糖值的正常。

可是，細胞已呈滿載狀態，葡萄糖沒辦法如想像中那般順利地進入細胞，血糖值也就降不下來，結果迫使胰島素不停分泌。當胰臟工作過度、不堪負荷時，胰島素的分泌就會受影響。胰島素不足，又導致血糖值逐漸上升，終致陷入惡性循環。這也是糖尿病患者和糖尿病前期患者大多有肥胖現象的原因所在。

了解自己的理想體重，消除肥胖

23 2500萬的成人屬肥胖人口 每3名男性中就有1人體重過重

近幾年來，豐衣足食的國家越來越多，使肥胖順勢成為全球性的問題。以美國來說，肥胖人口數高達六〇〇〇萬人，如何消滅肥胖甚至變成了國家計劃的一環。再看人口眾多、經濟快速成長的中國，據說有二億六〇〇〇萬人躋身肥胖之列。

日本當然也不例外，肥胖人口數可謂蒸蒸日上。根據厚生勞動省的調查，平成二十年度（西元二〇〇八年）二十歲以上的成人當中，有二八．六%的男性（一四五〇萬人）以及二〇．六%的女性（一一〇〇萬人）體重過重。現在的成人肥胖人口大約是二五〇〇萬人，相較於二十年前，足足增加了一倍。和熱中減重的女性比起來，男性的肥胖人數更多。據推測三十歲以上的男性，平均每三人就有一人與肥胖為伍。

肥胖會帶來高血糖，增加糖尿病及糖尿病前期的發生。但它對健康的危害不僅於此，現代醫學表示肥胖是一切生活習慣病（高血壓、高血脂、高血糖、心臟病等慢性病或文明病）的搖籃。從前說：「胖一個皮帶孔（腰圍），短一年壽命。」到了今天，有醫生坦言不諱：「現在是胖一個皮帶孔，短五年壽命。」

24 透過ＢＭＩ了解自身的肥胖程度以及理想體重

想要預防肥胖、消除肥胖，就得先了解自己的體重是否超標過重。目前，ＢＭＩ指數（Body

Mass Index，身體質量指數）是全球廣泛使用來評估是否肥胖的指標，計算方式如左欄所示。透過BMI值，可幫助我們了解自身的肥胖程度、理想體重以及減重目標。

另外，「腰圍」也是代謝症候群的判定指標。

男性腰圍超過八五公分、女性超過九〇公分，便是「內臟脂肪型肥胖」❶。根據統計，有內臟脂肪型肥胖的人，罹患生活習慣病的機率較一般人高。

小腹凸出，上半身肥胖型的人，可以用這個數值作為目標（參考第四四、五四頁）。

肥胖的判定法

●找出自己的 BMI 值

BMI ＝ 體重（公斤）÷ 身高（公尺）÷ 身高（公尺）

例如：身高 170 公分、體重 76 公斤的人

BMI ＝ 76÷1.7 ÷1.7 ＝ 26.3

【判定】

25.0 以上		➡ 肥胖
18.5 以上	25.0 以下	➡ 正常
18.5 以下		➡ 偏瘦

●找出自己的標準體重

標準體重 ＝ 身高（公尺）X 身高（公尺）X 22

例如： 身高 170 公分的人

標準體重 ＝ 1.7 X 1.7X 22 ＝ 63.6（公斤）

＊能夠維持此一標準體重，可望成為生活習慣病等疾病的絕緣體

●找出自己的理想腰圍（肚臍一周：腹圍）

站姿，以皮尺繞過肚臍一圈

【判定】

男性 85 公分以上
女性 90 公分以上 ➡ 得到生活習慣病的機率比別人高 ❷

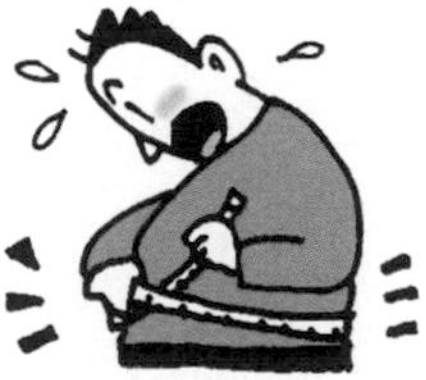

❶、❷：台灣國民健康署定義男性腰圍超過（含）九〇公分、女性腰圍超過（含）八〇公分即屬於內臟脂肪型肥胖，且得到生活習慣病的機率比別人高。

減重無捷徑！恪遵「飲食5原則」

25 想要預防、消除肥胖，調整飲食最重要

該怎麼做才能預防過重、消除肥胖呢？身處在現在這個資訊氾濫的年代，各式各樣的減重方法天天占據媒體的版面。要提醒大家注意的是，截至目前為止還未出現「只要靠這個，就可以變瘦」之類猶如魔法的減重方法。

能夠在短時間內使體重快速下降的減重方法，絕對無法持久。想要消除肥胖，除了靠健康、均衡的飲食以及持續的運動習慣以外，別無他法。

尤其是飲食，更是重要的瘦身手段。一塊小蛋糕的熱量大約三五〇大卡，吃掉這一塊蛋糕，就需要健走一小時又三十分鐘才能消耗掉攝入的熱量。為了有效而且健康地脫離肥胖的行列，建議大家要把飲食減肥擺第一，並且確實做到下面提到的「飲食五原則」。

26 徹底告別肥胖的「飲食5原則」

❶ 飲食不過量，餐餐八分飽

吃太多是使人肥胖的最大原因。常常非得吃到飽脹，否則無法滿足口腹之慾的人千萬要注意。現在就改掉這個習慣，立即實踐每餐八分飽的目標。

❷ 改成細嚼慢嚥，不再狼吞虎嚥

如果進食速度太快，沒有足夠的時間讓腦部的飽食中樞發出「已經飽了、停止攝食」的訊號，即便已經吃了足量的食物，但仍會感覺沒吃飽，往往不小心就攝取過量。只要細嚼慢嚥、仔細咀嚼，就

健康瘦身的「飲食 5 原則」

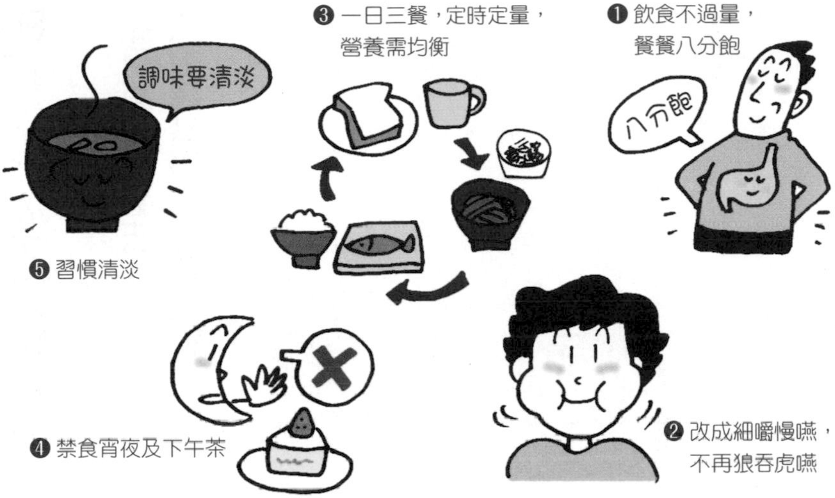
❸ 一日三餐，定時定量，
營養需均衡
❶ 飲食不過量，
餐餐八分飽
八分飽
調味要清淡
❺ 習慣清淡
❹ 禁食宵夜及下午茶
❷ 改成細嚼慢嚥，
不再狼吞虎嚥

▶ 適當而且規律的飲食生活，不但有助於消除肥胖，同時還能促進健康，使人長壽

可以避開飲食過量的陷阱。

❸ 一日三餐，定時定量，營養需均衡

很多人為了減少攝取量，因而不吃早餐或午餐。其實，這麼做反而會引起反效果。因為人的身體若處於「飢餓狀態」，到了下一餐，就會「大吃大喝」，以補上一餐的不足；又為了維持體力，身體還會更努力地攝取熱量。久而久之，便形成了易胖體質。

❹ 禁食宵夜及下午茶

想要變瘦，就該對下午茶和宵夜敬謝不敏。不妨只喝茶，對甜點等務必要忍耐（實在忍不住的人，請參考第八〇頁內容）。

❺ 習慣清淡

重鹹、重口味的菜餚，往往會使人胃口大開，在不知不覺中吃過頭，也攝取過量的鹽分。調味盡量清淡，才能讓我們好好品嚐食材的原汁及原味。

減肥過度激烈恐復胖

27 採用激烈減肥法，只會讓基礎代謝率變差

我們在上一個章節提過，減肥資訊氾濫，在街頭巷尾隨處可見宣傳。其中，很多都打著：「只要X個月，就可以減 X 公斤」、「只要一錠，就可以得到戲劇般效果」等等的口號，減重被喊得似乎不是很困難的事。

諸如此類的減重方法，即便短時間內有效，效果也不能長久。想要變瘦，最有效的方法是盡量少吃少喝。極端節食確實能夠在很短的時間內使體重下降，不過，在少了體重的同時，雖然減去了脂肪，但肌肉和骨骼密度也跟著一起被減去，如此一來會使基礎代謝率變得奇差無比。除此之外，自律神經和內分泌的平衡也會被打破，對身心健康造成莫大的危害。

28 減肥反彈日後反而更難瘦

更糟糕的是，含淚拼命減少的食量，一減再減總有超過極限的一天，一旦身體受不了，就會出現急轉直下的現象，而且，通常都是以食量暴增作為收場。這也就是減重反彈的開始，體重會一下子回到從前。如果只回到之前的體重，還算是不錯的結果，然而，絕大多數的人非但前功盡棄，更有甚者還會出現比減重之前還要胖的情況。因為就在反彈的過程中，身體變得比以前更難瘦了。

譬如「只要喝 XX 汁」、「神奇的 XX 瘦身法」之類的減肥單品，就是典型的例子，不要認

減重效果可長可久的方法

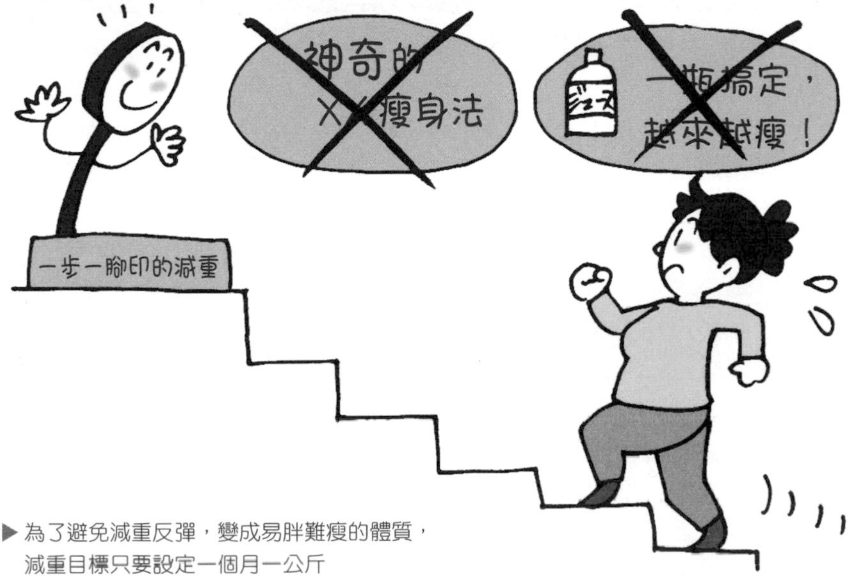
神奇的
XX瘦身法
一瓶搞定，
越來越瘦！
一步一腳印的減重

▶ 為了避免減重反彈，變成易胖難瘦的體質，
減重目標只要設定一個月一公斤

為真的可以靠攝取特定食品減少飲食量來減重，確實、有效的減重一定是將第五一頁介紹的「飲食五原則」和在第五章說明的運動內容融入日常生活中來實踐，請透過「健康減重」來對付肥胖吧！

29 減重的目標以1個月1公斤為準

由於每個人的體重和體質都不一樣，因此，說到具體的減重目標也就不能一概而論。不過基本上，可以設定一個月減一公斤的目標。

一聽到這個數字，很多人都會詫異地問：「目標就這麼一點點嗎？」是的，只要能夠持之以恆，半年後也減了六公斤，一步一腳印的減重，才能降低反彈復胖的風險。老是覺得減太少、太慢的人，很容易被坊間聳動、錯誤的瘦身資訊牽著鼻子走。

名醫小講堂

3 成男性上半身肥胖！

肥胖又分為「上半身肥胖」及「下半身肥胖」兩種類型。當脂肪堆積在臀部和大腿部位，即形成下半身肥胖；若堆積在腹部周圍，男性腰圍超過 85 公分、女性超過 90 公分，就形成了上半身肥胖❸。

無論是上半身肥胖或下半身肥胖，當然都是肥胖，但兩者之間有一個很大的差異點，那就是下半身肥胖屬於皮下脂肪型肥胖，相對於此，上半身肥胖就屬於內臟脂肪型的肥胖了。包括糖尿病在內的生活習慣病和代謝症候群（參考第 44 頁）的發病危機，通通來自於內臟脂肪型的上半身肥胖。

根據厚生勞動省公布的平成 20 年（西元 2008 年）國民健康及營養調查顯示，有嚴重的上半身肥胖問題的男性人口數比女性多得多，20 歲以上的男性，平均每 4 人當中就有 1 人上半身肥胖（女性則是每 10 人中有 1 人）。

此外，按照平成 17 年（西元 2005 年）日本動脈硬化學會和日本糖尿病學會等 8 個學會的調查顯示，男性腰圍超過 85 公分、女性超過 90 公分者，發生心肌梗塞的機率被評定為「要注意」❹。上半身肥胖值得我們戒慎恐懼！

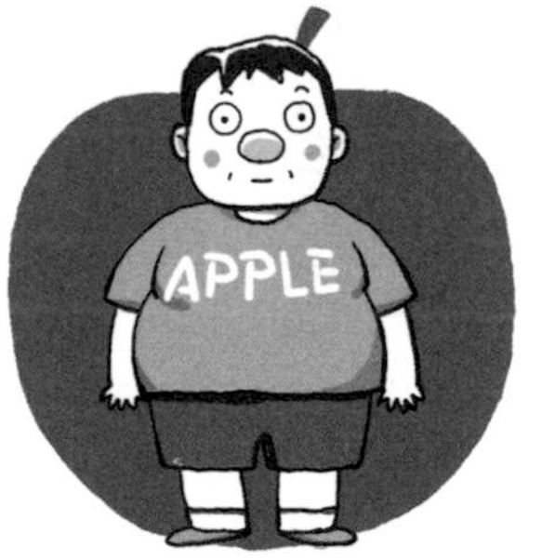

▶ 上半身肥胖＝蘋果型身材

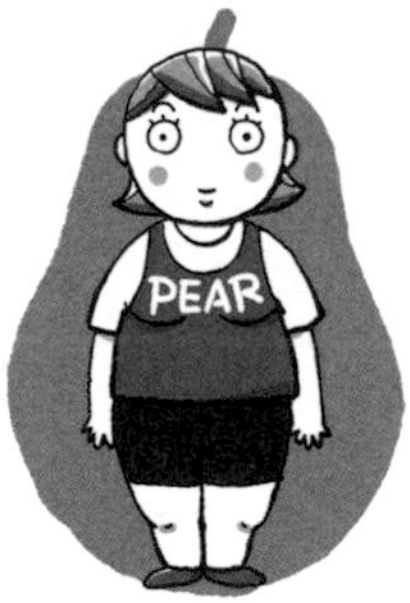

▶ 下半身肥胖＝梨型身材

❸、❹：台灣國民健康署定義：男性腰圍≧ 90 公分、女性腰圍≧ 80 公分即屬於內臟脂肪型肥胖。

3

如何透過飲食平穩血糖值？

檢視你的「飲食健康度」！

以下幾個自我檢測指標當中，符合敘述者請打勾，每勾選一項算一分。

□一不注意就會吃太飽
□不吃早餐、常吃宵夜，飲食不太規律
□不喜歡蔬菜和海藻類，所以很少吃
□喜歡吃肉勝過於吃魚
□喜歡吃偏油、重口味的餐點
□常吃西式和中式料理，較少吃日式料理
□經常外食或經常吃便利商店的便當
□喜歡加沙拉醬和調味料
□經常吃泡麵等速食食品
□喜歡吃甜食，飯後一定要吃甜點

【評分】

○總分超過 8 分（含）以上

現在的飲食型態只會讓你成為糖尿病前期及糖尿病患者。再這樣下去太危險了，請盡速全面性地改正不良的飲食習慣。

○總分在 4 ～ 7 分之間

不利健康的危險因子正在累積中。在還沒有成為糖尿病前期及糖尿病患之前，請逐步改善目前的飲食生活。

○總分在 3 分（含）以下

你現在正過著健康的飲食生活。不過，即使只勾選了一項也不能掉以輕心。請及早修正該項不良習慣。

三餐飲食才是控制血糖的基本功

30 想要擊退糖尿病前期、糖尿病，熱量計算免不了

還是要不厭其煩地再提醒大家一次，會促使血糖值上升，引發糖尿病前期和糖尿病的最大因素仍舊是飲食習慣。什麼樣的飲食有問題？應該如何調整改善？這些和飲食有關的基本原則值得我們想一想。

吃飯會吃出問題，最常發生的就是吃太多。飲食過度等於攝取了過多的熱量，只會徒增體內的三酸甘油酯（中性脂肪），造成肥胖，而且到最後，血液裡充滿了葡萄糖，糖尿病前期和糖尿病也就因此產生。

被診斷出糖尿病的人，有必要到醫療院所接受飲食指導，徹底改正飲食過度的習慣。試著聽從專業的解說，了解哪些飲食控制是改善糖尿病所必須做的？從中學習活用「食物代換表」（註九，見第一七一頁），明瞭各種食物的熱量及攝取方法，並且確認自己每日的熱量攝取量、適當的飲食量。

大部分的患者經過上述的飲食控制後，多能穩定血糖、改善糖尿病。不過，不可否認的，也有很多人因為「吃東西還要算卡路里，太麻煩了」、「想到要算卡路里，就覺得壓力罩頂」等等理由，完全不做飲食控制。還有一群雖然還沒到糖尿病地步，但定期健檢血糖值偏高的人，也就是所謂的糖尿病高危險群，若要求他們不嫌麻煩地計算卡路里幾乎是不可能的任務。

因此，有人問：「有沒有更簡單、更有效的辦法？」

懶得計算卡路里的人可以試試這個方法

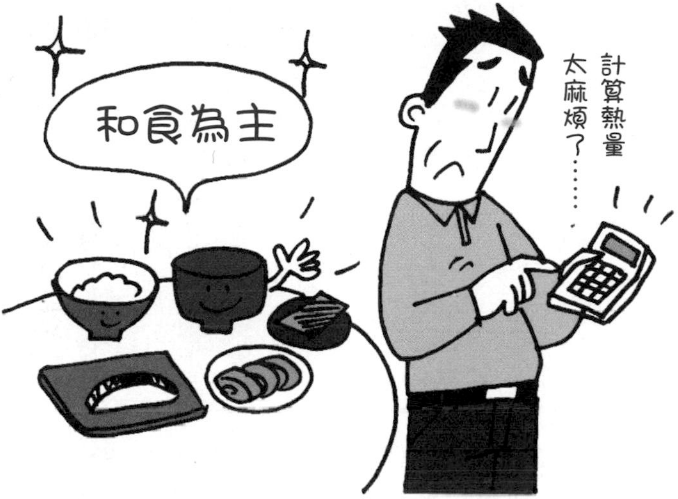

▶ 我們很難一邊吃飯一邊計算究竟吃下了多少卡路里。不過，謹守「八分飽再加上以和食為主」的原則，就能輕易地掌控攝入的熱量

31 人人都做得到的熱量計算 餐餐八分飽，「和食」第一優先

我想建議大家以「八分飽」來代替熱量計算。為什麼呢？我們每人每天應攝取的熱量最好控制在一六〇〇大卡，即便是三餐都計算得很精準的人，也會有「掛萬漏一」的時候。不過，假如我們用八分飽來當作熱量攝取的標準，那麼，任何人都可以憑自身的感覺來判斷，不會有失誤。除了八分飽以外，飲食內容改成以和食為主一樣重要。和食比中式、西式餐餚來得清淡，多多選擇和食，自然能少攝入些熱量。

「八分飽再加上以和食為主」，雖然聽起來不太像專業的醫學建言，但是，只要提醒自己注意一下就做得到。而且，對糖尿病危險群來說，透過「八分飽再加上以和食為主」的飲食技巧，必能有效改善血糖，阻止其發展成真正的糖尿病。

不吃早餐是邁入肥胖和糖尿病的第一步

32 20多歲、30多歲的男性 每3～4人就有1人不吃早餐

最近，年輕一代及正在社會上打拼的男性中，不吃早餐的人口變多了。根據平成二十年（西元二〇〇八年）厚生勞動省的國民健康及營養調查，各年齡層不吃早餐的人，在二十～二十九歲的男性有三〇・〇%、女性有二六・二%的比例；三十～三十九歲的男性有二七・七%、女性有二一・七%的比例；到了四十～四十九歲，則有二五・七%的男性和十四・八%的女性不吃早餐。跟二十多年前，也就是昭和五十七年所做的相同調查比起來，不吃早餐的人數有急漲的趨勢，尤其是二十～二十九歲的男性不吃早餐的人口，就增加了一〇・五%，而三十～三十九歲的男性更增加了一六・一%。

仔細想想，你是不是也有「的確如此」的感覺呢？二十～四十九歲的男性當中，每三～四人就有一人不吃早餐，從這個數字來看，不得不說這真是個不正常的現象。

之所以造成不吃早餐人口數暴增的原因，其中一個就是現代人為工作忙得不可開交的生活型態。「昨天加班到很晚↓很晚才上床睡覺↓早上想多睡一點↓沒有時間吃早餐、沒有食慾」……，這應該是上班族、勞動者的真實寫照，但這也是惡性循環的開端，因為「沒有吃早餐↓到了中午肚子很餓，所以大吃特吃↓晚餐延到很晚才吃↓第二天早上不覺得餓，也就跳過沒吃↓沒有吃早餐……」。

33 一杯牛奶、一根香蕉也好 無論如何都要養成吃早餐的習慣

假如不吃早餐不會對健康造成任何不良影響的話，吃不吃當然無所謂。不過，一餐不吃就已經會出現營養偏頗的問題了，而且飲食次數一減少，讓身體處於飢餓狀態，到了下一次進食時，身體就會因為飢餓加強吸收，同時還會設法將熱量存積下來。不吃早餐的人往往會不自覺地食用高油脂的食物，要知道高油飲食很容易引起脂肪堆積。等到高油飲食變成習慣以後，必然招致肥胖，並成為引發糖尿病前期、糖尿病的一大隱憂。

有人不吃早餐是為了減肥，這完全是百分之百的錯誤認知，除了只會帶來反效果以外，沒有任何好處。

為了健康著想，從明天開始好好吃早餐吧！行之有年的習慣不容易說改就改，因此，我們可以先從喝一杯牛奶、吃一根香蕉或餅乾搭配紅茶做起，提醒自己少吃比不吃好，逐步養成吃早餐的習慣。

如何改善早餐？

●從來不吃早餐的人

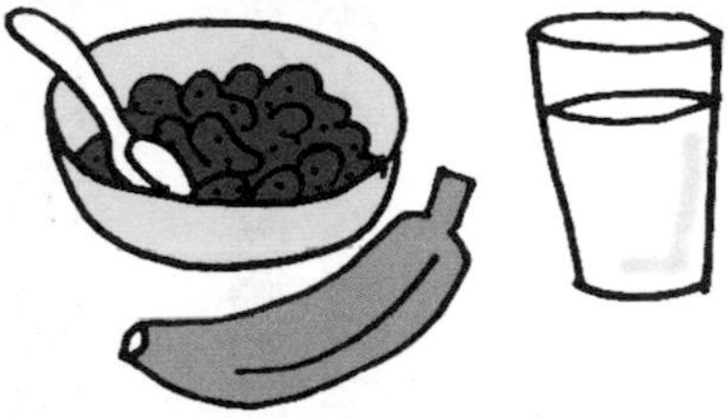

▶ 先從簡單、方便的做起，例如一杯牛奶或一根香蕉，接著可以用玉米片、餅乾搭配紅茶等，慢慢地養成吃早餐的習慣

●會吃早餐的人

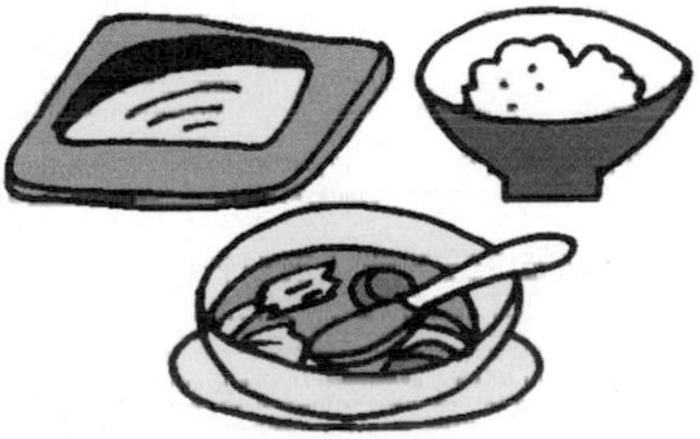

▶ 早餐應注重營養均衡，可準備米飯、麵包等碳水化合物，蛋、魚、肉、納豆或豆腐等蛋白質以及蔬菜、水果、海藻類等維生素、礦物質

●早上沒有太多時間的人

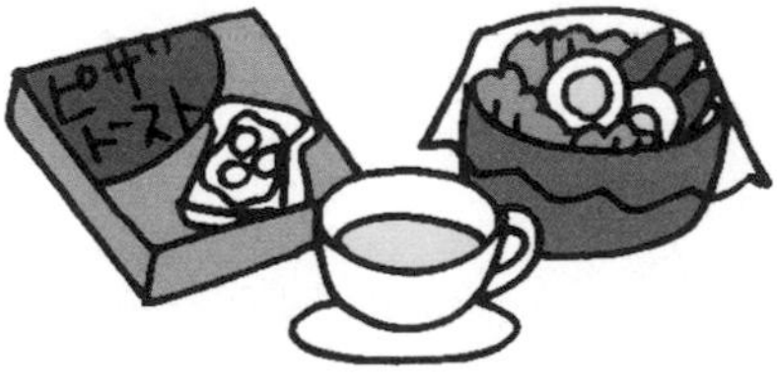

▶ 前一天晚上先準備好隔天容易料理的餐點。此外，也可常備一些烹調簡單、方便的冷凍食品等

均衡的飲食就是增加「蔬菜」的攝取量

34 每人每天應攝取350克蔬菜 現代人明顯攝取不足

最近，不論走到哪都可以聽到「健康」這個詞，而且在健康後頭，總不忘帶上一句：「飲食要均衡」。也許有人要抗議，因為聽到耳朵都長繭了，儘管如此，我們可不能把它當成口號空喊。

讓我們舉個例子來說。下面列出的是某人一天的飲食內容。

- **早餐……烤土司、火腿蛋、牛奶**
- **午餐……義大利麵**
- **晚餐……豬排定食**

上述的餐點乍看之下並沒有什麼特殊的地方，對在社會上打拚工作的日本人來說，也是極其一般的飲食。三餐有飯、有麵、有麵包，的確富變化，看起來也滿均衡的，但我還是要說一聲可惜，因為這樣的飲食內容實在是離均衡很遠。究竟哪裡出問題呢？沒錯，就是蔬菜的攝取量太少了。

各項研究表明，蔬菜的營養價值高，不但能夠預防糖尿病等生活習慣病，還能維持、甚至提高生理機能，對消除焦慮、延緩老化等助益良多。從醫學的角度來看，每人每天應攝取蔬菜三五〇克，且應包含淺色蔬菜和深色蔬菜。

再讓我們回頭看看上面的例子。就三餐的蔬菜量來看，早餐是〇克，午、晚餐按一般外食的蔬菜量來估算，分別是二五克和七〇克，一天加總下來不過攝取了九〇克的蔬菜而已，連應攝取量的三分之一都不到。

每人每日理想的蔬菜攝取量為 350 克

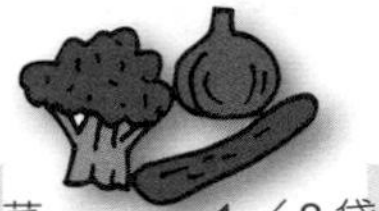

● 100 克蔬菜分量大約是多少？

胡蘿蔔	2／3 根	小黃瓜	1 根	豆芽菜	1／2 袋
蔥	1 根	茄子	2 個	地瓜	1／2 個
馬鈴薯	1 顆	南瓜	1／8 顆	芋頭	2 個
高麗菜	2 片	白蘿蔔	1／8 條	山藥	5 公分小段
洋蔥	1／2 顆	菠菜	1／3～1／2 把	花椰菜	1／2 棵
番茄	1／2 個	牛蒡	2／3 條	青江菜	1 棵
青椒	2 個	大白菜	1 片	大頭菜	1 顆

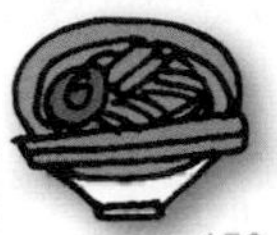

●外食餐點的蔬菜量（約略值）

咖哩飯	70 克	天婦羅定食	110 克		
炒飯	25 克	豬排丼飯	20 克	湯麵	150 克
豬排飯	70 克	滑蛋雞肉飯	30 克	叉燒麵	10 克
燒肉飯	100 克	什錦燴飯	50 克	什錦麵	50 克
魚排飯	50 克	豆皮烏龍麵	10 克	義大利麵	30 克

35 生食、熟食、燉食……都無妨 就是餐餐要蔬菜

三餐最要緊的是餐餐都要有蔬菜。譬如早餐準備一點番茄、煮熟的胡蘿蔔、花椰菜或馬鈴薯沙拉、蔬菜湯等；到了中午，可以來一大盤生菜沙拉（需注意調味醬汁的用量）；晚餐加一道燉什錦蔬菜等等，花些心思讓三餐都吃得到蔬菜。

多吃蔬菜，自然能夠防止攝取過量的主食和肉類。

大多數的現代人都吃進太多主食（碳水化合物）、蛋白質和油脂了。換句話說，現代人的飲食型態絕大部分是熱量過剩的飲食。儘管如此，當我們說「良好的均衡飲食」時，也不用感到困難重重、難以辦到，只要想一想有沒有吃蔬菜？如果沒有的話，該如何補救？

會導致糖尿病的病態飲食

36 注意再注意！不要攝取太多動物性脂肪

談到最容易招致糖尿病前期及糖尿病的飲食，可想而知當然是高油脂的飲食。日本人飲食中的油脂攝取量，隨著飲食的急速西化而日漸增加。以前，日本人餐桌上的常備料理是魚和味噌湯，反觀現在，桌上擺滿肉類料理和加了奶油的濃湯卻成了常態。難怪日本人的脂肪攝取量會一路攀升，最近的攝取量和昭和三〇年代（西元一九五五年～一九六四年）比起來，已經足足增加了三倍。

脂肪的最大問題還是在於動物性脂肪。肉類等所含有的脂肪都屬於動物性脂肪，也正是引起肥胖、糖尿病前期及糖尿病的原因。血液中壞膽固醇（LDL-C，低密度膽固醇）如果增加，就會增加動脈硬化的機率。因此，有高血脂的人再加上高血糖，只會使體內的血管加速老化，大幅提高心臟病和腦中風的風險。

37 減少高油食物的攝取次數 記得搭配蔬菜一起吃

左頁試舉了幾個對健康「十分有害」的飲食範例。綜觀這些內容，每一個都是以蛋、肉類、鮮奶油、美乃滋等動物性油脂為主體的飲食，脂肪含量相當高。

這麼說並不表示這些食物不好，關鍵還是在於應該減少食用的次數，而且食用時，務必要搭配大量的蔬菜一起吃。

天天這樣吃最糟糕

早餐	最糟範例 1	什麼都沒吃
	最糟範例 2	培根蛋加滿滿的美乃滋
	最糟範例 3	高油、高鹽的即食濃湯

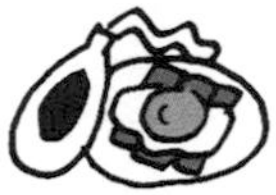

午餐	最糟範例 1	油花很多的燒肉定食
	最糟範例 2	漢堡、漢堡肉定食
	最糟範例 3	豬排飯、咖哩豬排等以油炸物為主的餐點

下午茶	最糟範例 1	塗滿鮮奶油的蛋糕
	最糟範例 2	含鹽量很高的餅乾、零食
	最糟範例 3	含糖量很高的甜點、零食

晚餐	最糟範例 1	高油的下酒菜加上大量飲食，之後再來一碗拉麵
	最糟範例 2	吃很多肉類食物及油炸物
	最糟範例 3	含大量鮮奶油、牛油的焗烤飯、焗烤菜，還有吃過多水果

＊本文所舉範例並沒有排除特定餐點的意思，主要是在強調脂肪，尤其是動物性脂肪含量高的食物，不宜天天食用，而且，食用時必須搭配蔬菜一起吃。血糖值偏高的人，更該留心自己是否攝取了過量的油脂

可降低脂肪攝取量的理想飲食

38 減少脂肪攝取量的第一步 吃肉改成吃魚

只要吃了某種東西，就可以得到健康，我們要是有這種「完全食品」的話，不知該有多好。只可惜，類似的魔法食物尚未問世。既然找不到這種單一的完全食品，那就要反過來均衡地攝取各種食物。

不偏好某些特定的食品和餐點，常常提醒自己廣納各種食材，可說是健康的祕訣。

避免攝取過量的動物性脂肪，更是重點中的重點。即便是三餐飲食非肉不可的人，還是建議試著多吃一點魚，少吃一些肉。改吃魚不用擔心脂肪的問題，同時也可以稍微滿足肉食者的口腹之慾。

39 一定要和蔬菜、海藻、菇類等健康食材一起搭配

飲食上還要注意一個大重點，那就是蔬菜、海藻、菇類等含豐富維生素、礦物質及膳食纖維的低熱量食物應該多多攝取。吃肉類料理的時候，也要搭配蔬菜一起吃，而且蔬菜的攝取量應該是肉類的三倍，如此一來不但能夠減少肉類的攝取量，也能夠防止吃進太多的脂肪。

左頁試舉了幾個對健康「十分理想」的飲食範例。舉這些例子並不是在大力推薦某些特定的菜單，而是純粹要讓讀者知道飲食應該多樣化、多變化。下次決定吃什麼時，別忘了挑選有蔬菜、海藻、菇類以及豆腐、納豆等大豆製品的菜單。

天天這樣吃很理想

早餐	最佳範例 1	米飯、配料很多的味噌湯、烤魚、納豆、烤海苔、煮熟的胡蘿蔔、馬鈴薯、水果
	最佳範例 2	烤土司、起司蛋、火腿、生菜沙拉、現榨果汁、牛奶或優格
	最佳範例 3	燕麥片、火腿沙拉、牛奶或優格、水果

午餐	最佳範例 1	烤魚便當加芝麻醬菠菜
	最佳範例 2	生魚片定食加什錦蔬菜
	最佳範例 3	涼麵搭配大量蔬菜

晚餐	最佳範例 1	火鍋（加入大量蔬菜、菇類、魚貝類、豆腐等）
	最佳範例 2	生魚片或蒸魚加什錦青菜或生菜沙拉
	最佳範例 3	肉片炒青蔬（注意用油量）、羊栖菜或煮蘿蔔絲

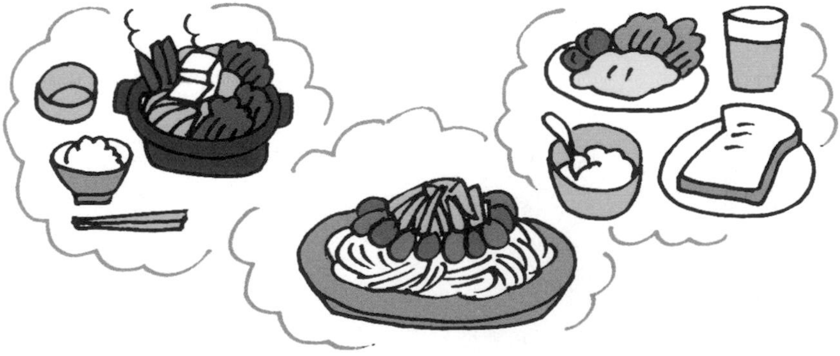

挑肩胛肉不如挑後腿肉，選雞翅不如選雞胸

40 每天都吃肉的人請挑選脂肪較少的部位

前面提過，肉類含有動物性脂肪，所以食用時必須注意攝取技巧。我們在下一節中提醒讀者的「豬排飯每月不吃超過兩次」，也是攝食技巧之一。

話雖如此，筆者並沒有「天天吃肉不好」的意思。相反的，肉類是優質的蛋白質來源，應該要天天攝取才對。吃肉會吃出問題，全在一個「量」字。

這邊說的「量」，並不是指肉眼看得見的分量，而是熱量。一塊肉的熱量是多是少，視其所含有的脂肪量而定。也就是說，脂肪含量越少的肉品，本身的熱量就越少。

換個方式說，攝取同等熱量的肉品，如果挑選脂肪較少的類別，攝取量就可以增加。

41 食用部位不同，攝入的熱量也不相同

我們在這講的類別是指肉的部位。以牛肉為例，如左頁的長條圖顯示，肩胛肉的熱量（卡路里）是腿肉的一．五倍以上，假設我們要從肩胛肉和腿肉攝取到相同的熱量，那麼，腿肉的分量就要是肩胛肉的一．五倍；如果再和沙朗比，腿肉的攝取量就可以更多了。

其他如豬肩胛肉和豬里肌、帶皮雞翅和雞里肌等，熱量各不相同，攝取量皆可比照調整。

不同部位的肉品，熱量大大不同（每 100 克可食部分）

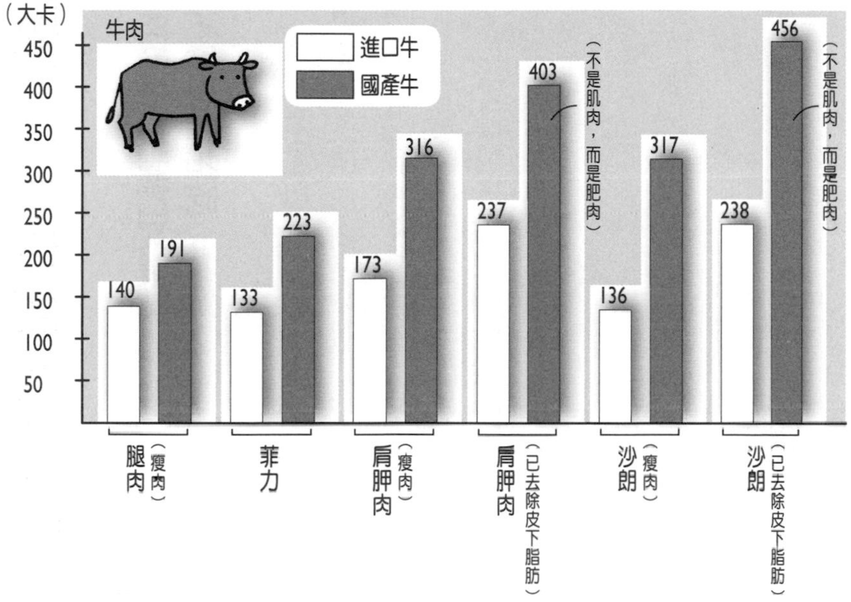

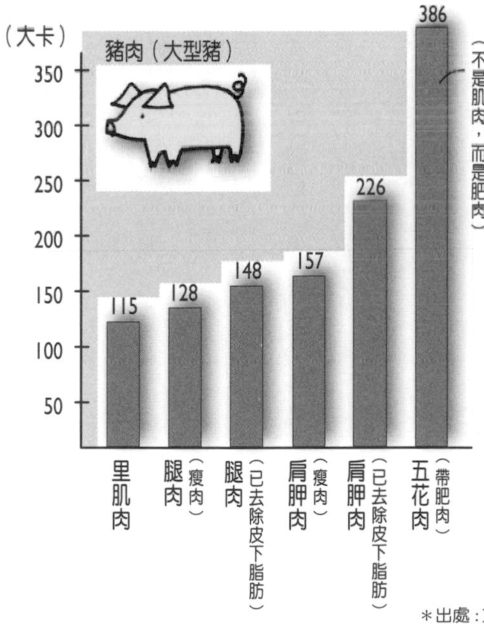

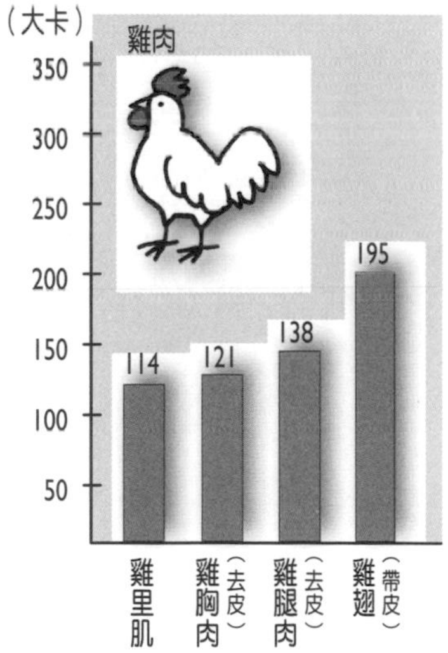

＊出處：文部科學省「日本食品標準成分表 五訂增補版」

抵擋不住豬排飯的誘惑時

42 肉類營養豐富又美味 不需忍痛拒吃

「最近，體重增加、小腹凸出，健檢報告也說血糖值偏高。」明知道應該有所作為，但經年累月的飲食習慣哪裡能夠說改就改？事實上的確有很多人，怎麼也改不了以肉類為主的飲食生活，不是嗎？大口吃肉時的滿足感、幸福感，跟吃其他東西比起來，就是格外強烈。難怪每到午餐時間，嘴裡雖然叨唸著要吃魚排飯、蕎麥麵，但最後還是點了「豬排飯」！

肉類絕不是百害無一利的食物。牛、豬、雞、羊等肉類都是優質的蛋白質，同時也是脂肪、維生素、礦物質等營養素的寶庫。而且，肉類蛋白質所含有的必需胺基酸最均衡，在胺基酸評分（Amino acid Score，把食物所含的蛋白質營養價值分數化，越接近一百分的食材越優異）中，得到了一○○分，遠優於植物性蛋白質。同樣被評為一○○分的食物還有魚類，其他同屬優質，但分數略低的蛋白質來源有貝類、甲殼類的蜆八一分、花枝七一分、蝦子七四分等。素有「田裡的肉」美稱的大豆，胺基酸評分為八六分，精製白米六五分、小麥粉四四分等等。由此可見，肉類具有很高的營養價值，被人體吸收利用的效率高，而且美味可口。

這麼優秀的食物如果全盤否定的話，實在是暴殄天物。所以，午餐想吃豬排飯就吃吧，壓抑自己的慾望不吃，反而會造成莫名的壓力，帶給身心不良的影響。

在改變飲食習慣的過程需嚴中帶寬

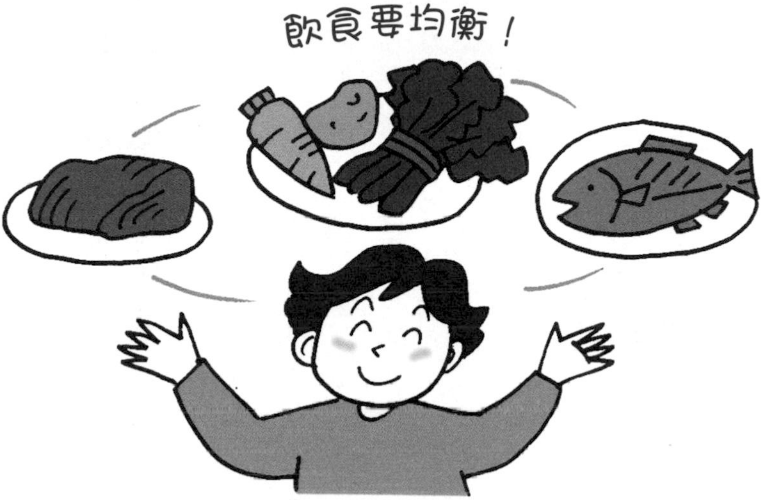

▶ 如果午餐吃豬排飯，晚餐就要避開肉類，改成較清淡的料理。對於一日三餐的飲食內容，要做整體考量；最好還能夠就 2 ～ 3 天的飲食內容做分量上的注意及分配

43 午餐選豬排，晚餐改吃魚 調整前後餐食內容

肉類只要不吃過量，就沒有問題。血糖值偏高的人，必須要有自制力，無論再怎麼喜歡豬排飯，一個月也不要吃超過兩次。假如中午已經吃過了，當天的晚餐就要避開肉類，主菜改成魚和蔬菜。利用彈性調整的技巧，可以使我們一天的飲食總合起來仍能保持均衡。

只有一餐做不了彈性調整，因此，可將前、後兩餐，甚至於兩、三天的飲食內容一起納入考量，做整體性的規劃。雖說飲食控制要求嚴格，不過，嚴格控管中也講「人性」，就請在自己做得到的範圍內做到最好。

選擇當令漁產，才能吃到美味

44 魚油富含DHA、EPA可預防糖尿病等生活習慣病

脂肪是造成肥胖、糖尿病及高血脂的健康大敵，想要降低脂肪的攝取量，首先應該減少食用含有大量動物性脂肪的肉類食物。我們在第六九頁中說過，肉類不需要完全禁食，但應該定量、限量，同時用吃魚來代替吃肉。

魚貝類的脂肪含量雖然不及肉類，但也不算少。魚類的脂肪含有豐富的DHA（二十二碳六烯酸）和EPA（二十碳五烯酸，也叫做IPA）等脂肪酸。這些成分已被證實能夠延緩老化、預防失智，同時防止癌症以及心臟病、腦中風等生活習慣病的發生。

血液和血管狀態一向與糖尿病的併發症關係密切。從血液面來看，DHA和EPA目前已經醫學確認具有以下五種功效。

❶可預防血栓

當血管壁受傷時，血小板就會在受傷部位聚集凝固，以修復傷口。血小板越聚越多，將形成血栓阻塞血管。DHA和EPA具有抑制血小板凝集的作用，使血栓無法形成，可有效預防腦中風和心肌梗塞。

❷可降低三酸甘油酯（中性脂肪）

血液中三酸甘油酯濃度異常增加的狀態，稱為高血脂，是引起動脈硬化的危險因子之一。魚的脂肪含有可降低血液中三酸甘油酯的成分。

❸可提高紅血球細胞膜的柔軟度

紅血球細胞膜如果夠柔軟的話，就能任意變形以通過微血管。相反的，假如紅血球細胞膜變硬，

紅血球無法順利流動，就會出現血液循環不良的狀況。魚類的脂肪可使紅血球細胞膜變得柔軟，有助於促進血液循環。

❹ 對中樞神經系統有良好作用

DHA能夠提高記憶力和學習能力，抑制暴力傾向，EPA可減輕憂鬱症狀等等，對中樞神經有良好的作用。

❺ 抗過敏作用及抗發炎作用

DHA具有抗過敏及抗發炎作用，EPA可預防感染、促進傷口癒合。

45 魚味豐富多變、鮮美清甜……當季魚吃來最美味

吃魚對健康的好處這麼多，實在沒有理由不吃。我們應該確認什麼季節盛產哪些魚類，挑對時間多多吃魚，盡情享用各式魚獲豐富多變而鮮美清甜的滋味。

各種魚貝類的產季

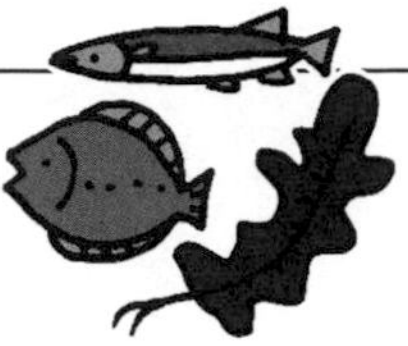

春	紅甘鯛、鰹魚、加臘魚、竹莢魚、石狗公、飛魚、烏賊
夏	七星鱸、沙梭、小型竹莢魚、白帶魚、石狗公、海鰻、雞仔魚、花枝、蜆、蠑螺、海膽
秋	鮭魚、秋刀魚、紅鰤、鰈魚、青甘幼魚、潤目沙丁魚、梭子魚、鮎鮐、比目魚
冬	青甘魚、鮟鱇魚、沙丁魚、土魠魚、河豚、紅目鯛、章魚、生蠔、干貝、鮑魚、松葉蟹

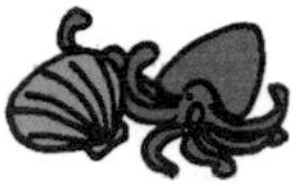

黑鮪魚的魚肚肉熱量是瘦肉的2.4倍

46 魚類的熱量未必比肉類還低

很多人都覺得魚類的熱量一定比肉類低。各位讀者認為呢？

從第六七頁所載的資訊，我們知道日本國產牛的沙朗部位（瘦肉），每一〇〇克的熱量有三一七大卡，看起來是相當驚人的數值；殊不知黑鮪魚的魚腹部位，每一〇〇克就有三四四大卡的熱量，一向認為魚肉熱量比其他肉類低的人，誤會可大了。

如同前面說過，肉類因為種類和食用部位不同，所提供的熱量也就產生了很大的差異性，魚肉當然也不例外。

47 攝取魚類也要注意熱量問題

前面也同時提過，魚類含有DHA（二十二碳六烯酸）和EPA（二十碳五烯酸，也叫做IPA）。實際上，這些脂肪成分廣泛存在於多數魚貝類的體內，尤其是鮟鱇魚肝、黑鮪魚肚、秋刀魚、青甘魚、沙丁魚、青花魚和鰻魚等，含量更是豐富。讀者不可不知。

大家可以從左頁的長條圖了解到這些魚類的熱量都很高。若因為這些魚含有對健康有益的魚油成分而毫無節制地攝取，很快的就會變成熱量過剩。吃魚和吃肉一樣，都得挑選一下種類和部位。

熱量偏高的魚類及熱量較低的魚類（每 100 克可食用部位）

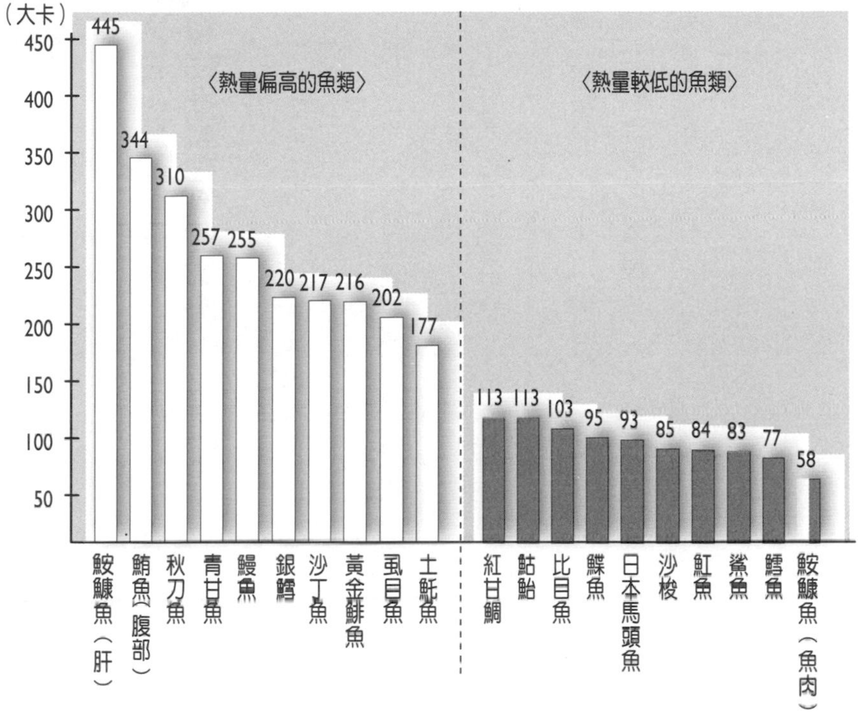

＊出處：文部科學省「日本食品標準成分表 五訂增補版」

吃魚可以靠視覺減少食量

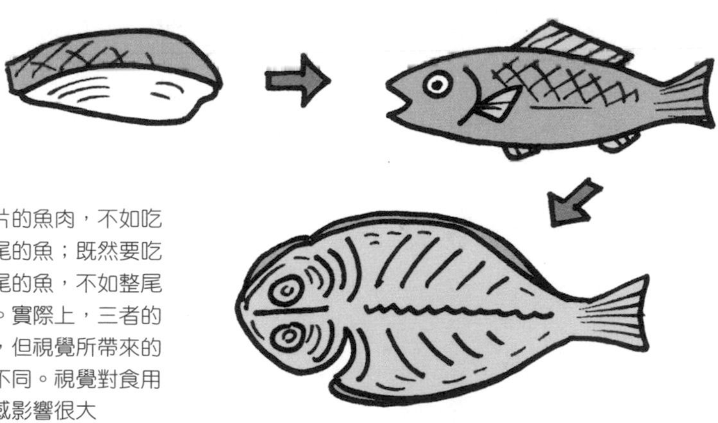

▶與其吃切片的魚肉，不如吃看得到頭尾的魚；既然要吃看得到頭尾的魚，不如整尾剖開來吃。實際上，三者的分量相同，但視覺所帶來的效果卻很不同。視覺對食用時的飽足感影響很大

積極將大豆及豆類製品端上桌！

48 大豆、豆類製品是植物性蛋白質的寶庫

蛋白質又可區分為「動物性蛋白質」及「植物性蛋白質」兩大類。魚、肉類屬於動物性蛋白質食物，而大豆和豆類製品則是植物性蛋白質的主要來源。穀類等植物性食物也含有植物性蛋白質，但仍以大豆、豆類製品的含量最突出。

已知大豆含有多種蛋白質（胺基酸），其中包括九種必需胺基酸。值得一提的是，大豆蛋白中另有一種含量特別高的必需胺基酸——賴氨酸。

賴氨酸具有非常多的功效，除了可以增強肝功能、促進發育、提高注意力以外，還能夠刺激葡萄糖的代謝。這一點對糖尿病前期及糖尿病患而言，可說作用極大。

49 大豆、豆類製品是集多種功效於一身的食物

除了蛋白質之外，大豆、豆類製品同時含有許多對糖尿病前期及糖尿病患有正面作用的成分。

例如大豆異黃酮能夠改善骨質疏鬆症，有助於降低高血脂和癌症的發生機率；大豆卵磷脂具有促進血液循環的作用；大豆皂苷可以消除自由基，進而可預防動脈硬化；大豆油含有的亞麻油酸可有效降低血中膽固醇，抑制動脈硬化的進行。

種類繁多的大豆製品

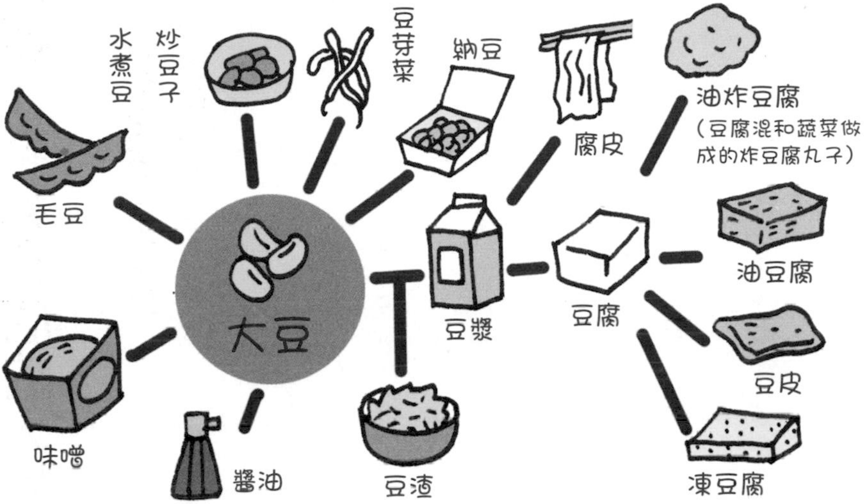

▶ 大豆製品種類豐富，烹調方式也十分多樣。就菜色變化而言，豆腐的多變組合，超乎想像

具防癌效果的食材「計劃性食材」

極重要	大蒜　高麗菜 大豆　蘘荷　甘草 芹科植物（芹菜、胡蘿蔔、歐防風）
很重要	洋蔥　糙米　全麥麵粉　薑黃　茶　亞麻 柑橘類（檸檬、柳橙、葡萄柚） 十字花科（花椰菜、綠花椰菜、球芽甘藍） 茄科（青椒、番茄、茄子）
重要	哈密瓜　小黃瓜　馬鈴薯　大麥（燕麥） 香草類（羅勒、香艾菊、薄荷、野薄荷、香蔥、迷迭香、麝香草、鼠尾草、牛至、細香蔥） 莓果類（草莓、藍莓、黑莓）

▶ 所謂「計劃性食材（Designer Foods）」是由美國國家癌症中心所篩選出來具有防癌效果的食品群。大豆被列入防癌效果最高的那一群，大豆的保健功效值得我們活用

再找3家和食店放入外食的口袋名單中

50 適度拒絕肉類的誘惑 改以魚為主

看完第六八頁的內容，毫無疑問的，肉類無論是在營養面還是味覺面，都是實力堅強的優異產品。由於它的魅力實在難以抵擋，以致令人常常在無意中過度攝取。

另外，我們從第七〇頁的內容也了解到魚類具有肉類所沒有的保健效果，而且這些功效是經過科學驗證的。不過，就現狀來看，日本人雖然沒有棄魚從肉的徵兆，但吃魚的機會確實變少了。如果想適度地拒絕肉類的誘惑，讓魚貝類成為餐桌上的主角，應該怎麼做呢？

從健康檢查中得知自身血糖值偏高的人，大多是因工作關係不得不在外用餐的外食族，建議這些人和同事通力合作，試著再找出三家以魚料理為主的定食店。只要這麼一個動作，就可能讓自己的飲食生活變得大不相同。

除非所處的地區靠近漁港或魚市場等，否則都會區裡的餐館、食堂，不是西式餐廳、速食店，就是拉麵店，專賣烤魚等日式定食店實在是少之又少。雖然知道和食對健康比較好，但天天到同一家店用餐，總也有吃膩的一天。

51 找能夠加點菠菜和納豆的定食店

不過，假如能夠另外找到三間口感好又價錢合理的日式定食店，加上自己原本會去的店，那麼，一個星期就有超過一半的時間可以吃到和食。一旦

經常外食者的健康小技巧

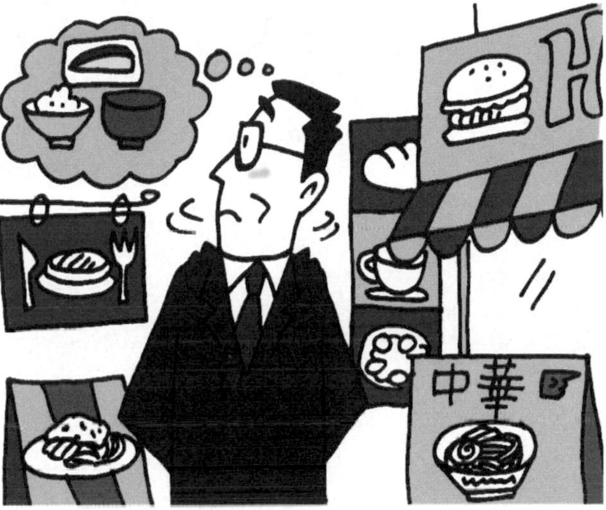

▶ 開發味道好、價錢合理的和食餐館，用餐時除了和食套餐以外，再加點一份青菜等

養成習慣以後，自然會大幅減少攝取高油的西式套餐及各式速食的機會。長期下來，對改善肥胖和偏高血糖值的貢獻顯著。

想要改善肥胖和偏高血糖值的人，除了原本的和食套餐以外，最好能夠再加點一份蔬菜。因此，我們要找的定食店，當然是要能夠讓客人以合理的價錢加點燙菠菜、芝麻菠菜、納豆或豆腐等單品料理的店。越是經常外食的人，越是要建立這種新的飲食習慣，相信對血糖值的改善一定大有助益。

話說回來，和食雖然值得推薦，但還是有需要注意的地方，那就是白飯和鈉鹽很容易攝取過量。每餐的飯量應該以一碗或一碗半（勿壓實）為標準，食鹽應盡量減少攝取。

只要建立起上述的外食習慣，偶爾和同事一起去吃燒肉同歡，也不用太擔心，而且還有助於消除壓力呢！

果汁、蔬菜汁的陷阱

52 運動後喝啤酒將增加身體的負擔

很多人把運動後豪飲一杯生啤酒，當作是活著的意義。跟志同道合的朋友一起打場網球、保齡球，或到運動中心的健身館一起痛快揮汗。運動過後，大夥再一起去喝杯啤酒，邊喝邊聊，快活到最高點，果然是暢意人生。說這一刻是幸福的瞬間，一點也不為過。

筆者絕對沒有要否定這種快樂的意思，不過，運動後喝啤酒真的不是一個值得推薦的習慣。人必須消耗掉體內的熱量，才能持續運動一段時間，因此，人在運動過後，處於一種飢餓狀態，身體非常需要熱量的補給。如果我們在這個時候喝酒會發生什麼結果呢？是的，正在等待熱量供應的身體會把我們喝進體內的酒精完全吸收殆盡。結果就是好不容易藉由運動消耗掉的熱量，又把它喝回來了。不僅如此，酒精更會造成肝臟的額外負擔。

53 水果、蔬菜汁可能使你攝取過量糖分、鹽分

在講求健康取向的現在，運動後來杯生啤酒的飲酒派，已不復往日那麼常見，取而代之的是暢飲「果汁、蔬菜汁❶」的飲料派。既然啤酒不利健康，那就忍著不要喝，而果汁、蔬菜汁對身體有益，那就改用果汁、蔬菜汁來乾杯。

這樣子的心態確實值得嘉許，但是，就醫學的觀點來看，卻無法苟同這樣的做法。

果汁、蔬菜汁第一個值得商榷的問題是糖分的

喝果汁、蔬菜汁要注意「糖分和鹽分」的含量

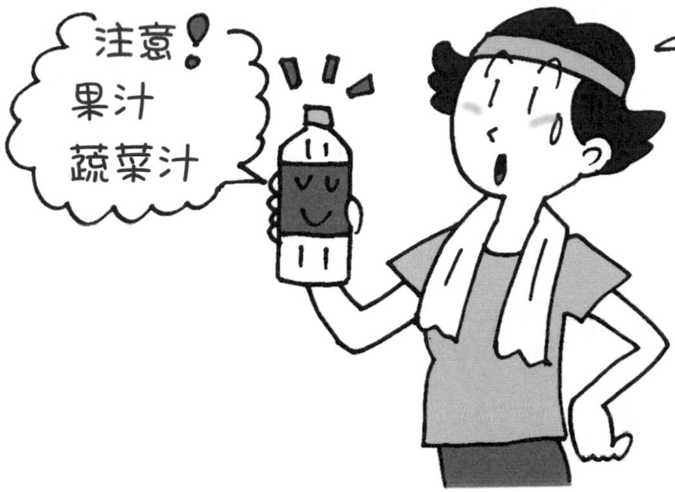

▶為了讓蔬菜汁喝起來順口好喝，有些蔬菜汁會添加大量的糖分和鹽分，飲用前務必看清楚成分

含量。為了迎合消費者的口味，蔬菜汁在製造的過程中會添加糖分，果汁就不用說了，因為水果本身即含有果糖。當處於運動後「飢餓狀態」的身體，遇到了含糖的蔬菜汁、果汁，只會照單全收。結果，體內囤積了用不完的熱量，最終提高肥胖和高血糖的發生率。

另外，市面上的果汁為了調整味道，也會添加少量的鈉鹽。喝太多當然會造成鹽分攝取過剩，為自己埋下高血壓的隱憂，而且在生產的過程中，維生素等營養素早已大量流失。就營養面來講，也不一定營養。

喝果汁要小心不要喝過頭，喝蔬菜汁要看清楚成分再喝。

❶：日本規定果汁含量低於五〇％，稱為蔬菜汁，超過五〇％稱為蔬果汁。

想吃「點心」的人要重新分配一日的飲食總量

54 「兩餐中間加餐有好處」何不嘗試看看？

人體在攝食後不久，血糖即會上升。血糖上升的程度視該次攝食量（熱量）的多寡而定，攝食量越多，血糖就升得越快越高。反過來說，假如我們能夠把一餐所要攝取的熱量控制在某個範圍以內，飯後的血糖值就不會一下子飆太高。

舉例來說，假設每天要攝取一六〇〇大卡的熱量。如果只吃午、晚餐，不吃早餐的話，平均一餐要攝取八〇〇大卡；如果一天三餐的話，每餐平均大約要攝取五三〇大卡。假如在中間加餐多一次點心的話，早、中、晚餐所要攝取的熱量就會變得更少。這些飲食的方式對飯後血糖上升的程度都會形成一定的影響。

認為不應該在正餐之外吃點心的糖尿病患和糖尿病前期病人不少。不過，如果我們從「點心也是一餐」的觀點來看，並沒有不可以吃點心的問題。只要在一天所攝取的總熱量不增加的前提下，當然是少量多餐的飲食模式比較好。

55 「拿餅乾當點心」的想法要速速修正

說到正餐之外的點心，一般人最常吃的不外乎糕點、餅乾類等零食。要知道這些糕點、餅乾幾乎都是高熱量的食品，雖然不是不能吃，但必須要嚴格控制攝取量，一次只能吃少許，以免血糖異常上升。

會因為只吃一點覺得不過癮而耿耿於懷的人，

適合做點心食用的食材

低熱量食材

- 石花菜
- 蒟蒻凍 等等

另類主食

- 蘇打餅、鹹餅
- 餅乾
- 鹽味米果
- 地瓜
- 玉米

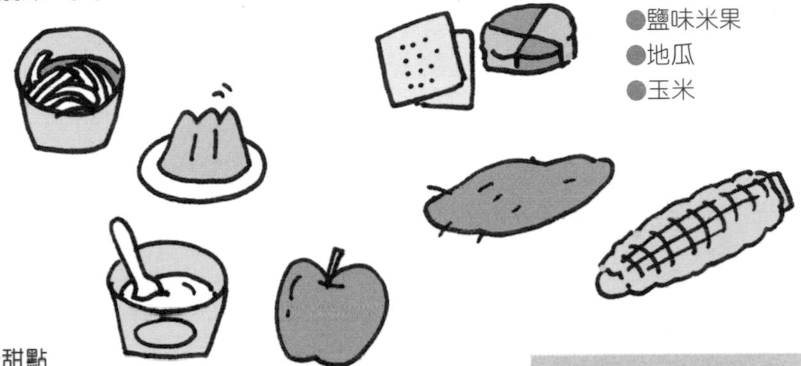

飯後甜點

- 優格（不加糖）
- 牛奶
- 水果（約 80 ～ 100 大卡） 等等

> 如果以另類主食做點心食用，正餐就必須減量

建議就別吃點心了，免得因少了滿足感而影響情緒。

56 建議改吃 洋菜凍、蒟蒻、烤玉米等

有能夠吃得安心的點心嗎？有，但不是糕點餅乾類的食物，最推薦的首選就是寒天（洋菜）。寒天是以海藻類的石花菜為原料做成的「超健康食材」，具有零熱量的優點。用寒天做成的洋菜凍，食用時只要避免加入大量的黑糖等甜味劑，吃再多也不怕會對身體造成不良的影響。

除此之外，地瓜、蒟蒻也是很好的點心食材。這些食材都含有豐富的膳食纖維，能減緩大腸吸收熱量的速度。其他如不加糖的優格，也適合做點心食用。

速食食品別忘了搭配海藻、蔬菜一起吃

57 速食食品重油又重鹽 方便但熱量高

得到糖尿病以後，碰到吃速食或微波食品時，應該要仔細看一下該產品的營養標示，究竟含有碳水化合物、蛋白質、脂肪等哪些成分？熱量有多高？不要貪圖方便就疏忽了熱量計算。尚在糖尿病前期階段的人就更不用說了，越用心越好。不過，大家應該都沒做到這一點吧？

市售的速食食品在加工的過程中，常會加入過多的油脂和鹽分，遠超過我們平時在家烹調的用量。就拿泡麵的麵體來說，幾乎所有的麵條都經過棕櫚油油炸，假如我們直接把泡麵的湯汁喝下肚，恐怕會攝取到過多的脂肪。因此建議讀者先用熱水把麵條涮一下，再換一鍋新的熱水將麵煮熟。只要多一個簡單的小步驟，就能大幅降低脂肪攝取過量的風險。

58 加入海藻、蔬菜一起食用 兼顧美味及健康

食用速食食品時還有一個重點，那就是要另外準備海藻和蔬菜適時補充。

為了讓大家容易理解，我們再以泡麵為例。另起一鍋水煮泡麵要用的湯時，就可以加入豆芽菜、菠菜、胡蘿蔔、海帶芽、蕈菇、青蔥等，最後再把剛剛過完水的麵條放進鍋裡即大功告成。應該有人覺得泡麵這樣子煮實在很麻煩，其實，只要有菜刀和砧板就辦得到了。即使沒有，現在超市裡也有販售切好、洗好的蔬菜，打開就可以用，不妨一試。

泡麵中的乾麵也可以如法炮製，先將青菜炒熟，再拌入煮好的麵體裡面，就是兼顧健康的便利美味料理。

生活在都市裡的現代人，更該堅持食用天然的食材，只是現實面很難如人意。當忙得不可開交的時候，不少人還是會選擇方便的速食食品，希望大家在著眼便利性之餘，別忘了養成吃速食就加蔬菜、海藻、蕈菇的習慣。

兩段式泡麵煮法

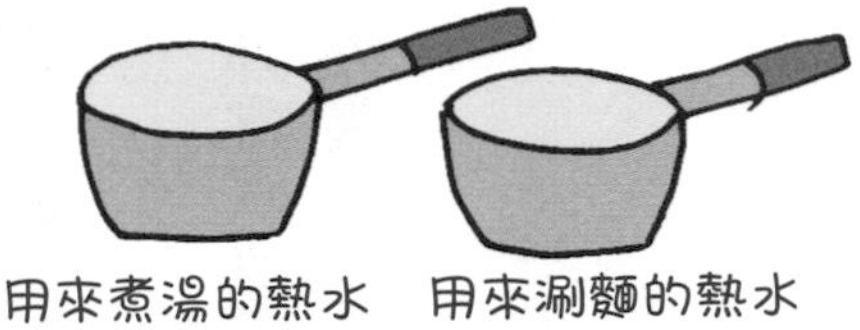
用來煮湯的熱水
用來涮麵的熱水

❶ 準備兩個鍋子，一個用來煮湯，另一個用來涮麵

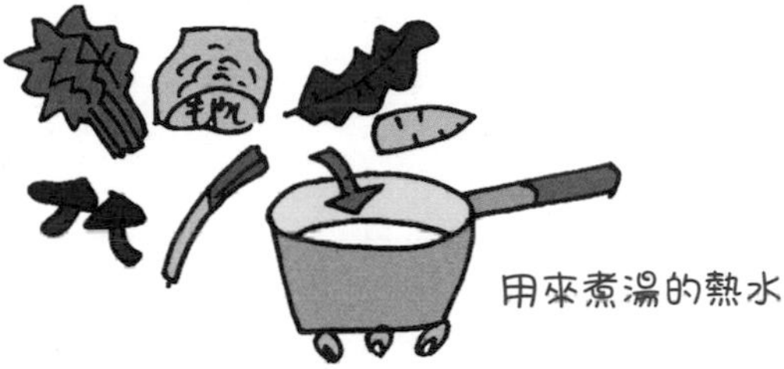
用來煮湯的熱水

❷ 煮湯用的鍋子裡，放入豆芽菜、菠菜、胡蘿蔔、海帶芽、蕈菇、青蔥等蔬菜和海藻，盡量多放一些（豆芽菜、菠菜也可以用少量的油先炒過）

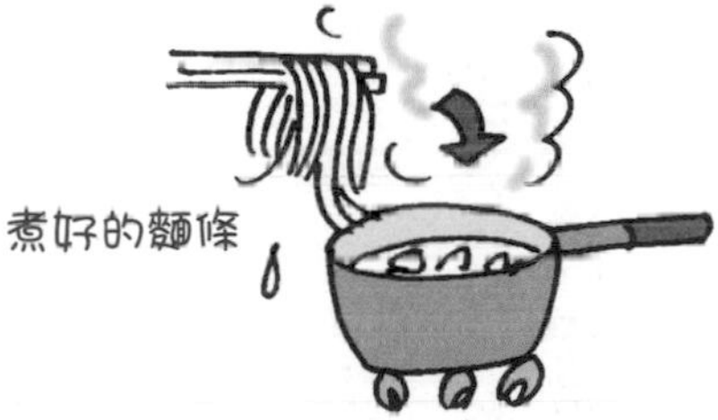
煮好的麵條

❸ 將麵條放入用來涮麵的鍋中，煮熟後將鍋裡的水倒掉，只將麵條撈到❷的湯鍋裡

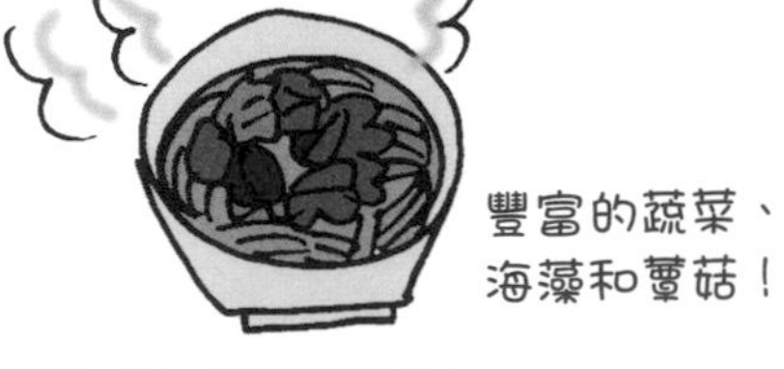
豐富的蔬菜、
海藻和蕈菇！

❹ 稍微攪拌一下，倒進碗裡即可

外食族如何吃得健康？

59 外食族要了解外食品的優點和缺點

對無時無刻不忙碌的人來說，外食似乎已經成為避無可避的趨勢。

從炸雞到便利商店的便當，外食商品的種類可說是五花八門，光是決定要吃什麼就是一種樂趣。不過，要提醒糖尿病及糖尿病前期病人，外食當前請先稍微停、看、聽一下。

首先，選擇外食種類時盡量避免單品，因為就營養面來看，單品無法提供均衡的營養。再從這一點引申，外食中的便當有主食、有魚或肉，還有少量的蔬菜，從營養均衡的觀點來看，應屬便當勝出，總匯三明治也屬於這一類。

建議大家，當我們決定外食的時候，應該先看一下食品的內容，考慮它的優缺點，做出更好的選擇。

60 如何在更「安全」的前提下吃外賣的便當？

整體來說，從外頭買回來的便當熱量都很高，因為便當裡頭的飯量很多，菜色又多是高油脂、多油炸，醬汁等調味料用得多，砂糖也用得不少。

雖然有蔬菜，但分量也僅止於聊勝於無的程度，而且大多是高鹽分、重口味。

如果我們想更聰明地食用這一類的外賣便當，應當怎麼做呢？

第一步當然是該怎麼「選」便當。

❶看「油脂」多不多。避免買主菜是油炸物的便

外賣便當的熱量　（　）內的數字為約當日飲食量的比例

炸豬排便當	1000 大卡（約 55%）
牛小排便當	950 大卡（約 53%）
漢堡肉便當	850 大卡（約 47%）
炸雞塊便當	800 大卡（約 45%）
招牌便當	800 大卡（約 45%）
燒肉便當	750 大卡（約 42%）
鰻魚便當	700 大卡（約 40%）
烤海苔便當	680 大卡（約 38%）
牛丼便當	680 大卡（約 38%）
鮭魚便當	600 大卡（約 33%）
咖哩便當	600 大卡（約 33%）

●相同名稱的便當會因為製作店家不同而有不同的熱量。左表的數字為平均值

●本表所設定的一日飲食量為 1800 大卡，據以求出（　）內的數值。而每日應攝取的飲食量低於 1800 大卡的人比比皆是

當，使用油煎、油炸等烹調方式料理的便當，以及所使用的調味料本身即含有大量油脂者，也要盡量避開。

❷看「蔬菜」多不多。盡量買有很多青蔬的便當。只是便當的蔬菜分量基本上都很少，不足的部分應該從其他餐次補足。

接著，要看是該怎麼「吃」便當。

❶便當的飯量通常都很多，感覺飯量超過時，應留下四分之一至三分之一的飯不吃。

❷如果有裹粉的油炸物，應去除炸粉、麵衣再吃。如有肥肉，也要去肥肉。

❸生菜沙拉如果淋了調味油，盡量將油去掉再吃。

❹大部分的便當都有高鹽分的問題，如有額外附加的調味料，盡量不要使用。

餐桌上如何得到飽足感卻不會增加熱量？

61 在飲食選擇上，多多利用低熱量的食材

對一向好胃口的人來說，「飲食要適量」這個原則，光是用想的就令人頭痛，有很多人因為無法從「分量」中得到滿足感而備感沮喪，不是嗎？

為了消除吃不過癮的沮喪心情，需要一點點小技巧來幫忙，而這個技巧的重點就在於分量變多，熱量卻不變。

多利用熱量低的食材可以讓我們吃到更多的分量，但攝取到的熱量卻不變。包括海藻、蕈菇、蒟蒻、低糖分的蔬菜等都屬於低熱量的食材。這些食物就算吃了一堆像山那麼多，所攝取到的熱量還是有限。

62 水分含量高的食物可提高飽足感

另外，多吃水分含量高的食物，也是不錯的方法。以主食——白米飯來說，把它煮成白粥或鹹稀飯，跟一般的白飯比起來，分量會膨脹二～四倍。

火鍋是最典型的高水分料理。吃火鍋不僅能夠得到飽足感，而且也可以吃到大量的蔬菜、蕈菇、蒟蒻等，可說是一舉兩得。最後還可以用剩下的湯汁加白飯煮成鹹粥。相信大家都知道這麼一餐吃下來，必定能夠得到滿滿的飽足感。

又如前面提過選肩胛肉不如選後腿肉，以及吃切片的魚不如吃帶頭尾剖開來的魚等等，只要多花一點點心思就可以讓我們「看就飽」。

餐桌上如何得到飽足感卻不會增加熱量？

●主食部分

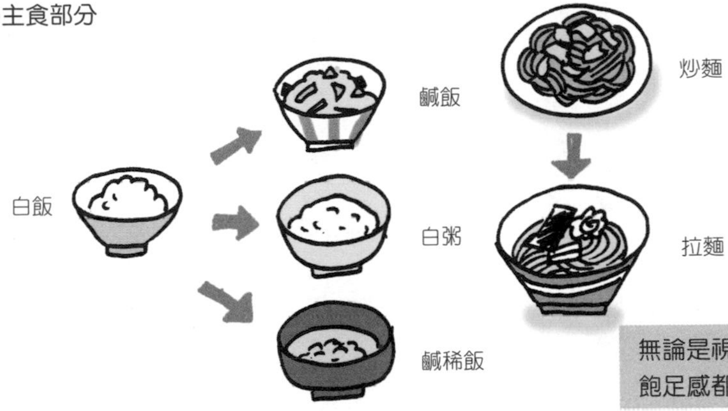

無論是視覺上或飽足感都很足夠

●菜餚部分

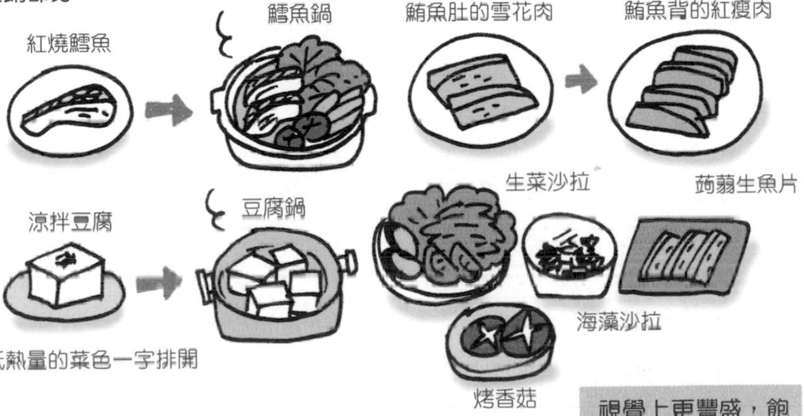

▶ 低熱量的菜色一字排開

視覺上更豐盛，飽足感更上一層，不過要注意食鹽和油脂的用量

●飯後點心

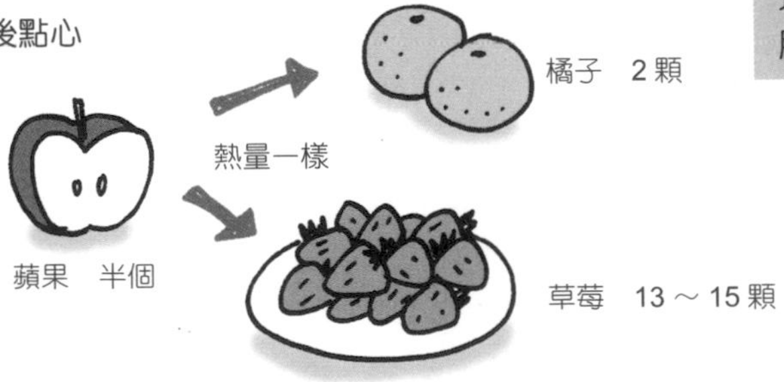

選擇外食餐點的8個重點

63 要實際了解外食餐點的熱量

說到外食，從冰淇淋到法國料理、中式料理的全套套餐，稱得上是幅員遼闊、包羅萬象。不過，這一節要談的外食以「可作為一餐的外食餐點」為限。

外食餐點無論種類為何，多半有下列的特徵。

❶重口味（大量使用鹽、砂糖）→**造成高熱量的原因**
❷高油脂→**造成高熱量的原因**
❸主食分量多→**造成高熱量的原因**
❹營養不均衡

看到這些特徵，即使有心想要適當飲食，也教人意興闌珊，也因此外食族的首要之務，是必須學習外食時，如何能吃得健康。

最近，有越來越多的餐廳在菜單上明確標示餐點的卡路里熱量。請找出提供熱量標示的店，了解一下各品項的熱量。

假如生活圈附近沒有這樣子的店，建議到大醫院附設的餐廳，就找得到熱量表。實際上，很多地方都可以看到熱量標示的蹤跡。

不可否認的，同樣的餐點會因為製作店家不同而出現熱量上的差異，不過，這種差異並不會影響到外食食物的整體特徵。

64 「不必全部吃完」是因應高熱量的基本原則

當擺在眼前的餐點看上去熱量很高時，就要當機立斷，立即啟動「留幾口放棄不吃」的計劃。至於哪些要放棄不吃？」大家可以參考第八四頁「外食族如何吃得健康？」文中所介紹的內容。

若感到對店家過意不去，可以說聲：「我正在減肥……」如果是貼心的店家，只要客人吩咐一句「半碗飯就好」，也會為我們另外準備的。

外食餐點的檢視重點

重點 1	全部的分量？
重點 2	口味重不重？
重點 3	調味料的用量？
重點 4	油脂的用量？
重點 5	肉和魚的脂肪多不多？
重點 6	蔬菜的分量？
重點 7	魚、肉的分量？
重點 8	主食的分量？

65 蔬菜、蛋白質不夠的部分從其他餐次補足

上一頁的第四點特徵「營養不均衡」也是外食餐點的缺點。營養不均衡，具體的說，就是蔬菜不夠。多吃蔬菜是改善飲食生活的方針之一，從這一點來看，蔬菜吃不夠多不利飲食改善。

幸好只要用點小技巧就能夠予以補救。譬如多點一份燙青菜，攝取量就增加了。假如還是覺得不夠，可以利用在家用餐時把不足的部分補回來。從一天或二～三天的飲食中做調整，想要攝取到足夠分量的蔬菜，就不會那麼困難了。

麵食往往有蛋白質不足的問題，同樣的，從一天或二～三天的飲食內容中去調配，不足的問題就可以迎刃而解。

參加宴會時的外食技巧

66 宴會料理是進階版的外食料理

出現在各種宴會中的菜色，都是為了讓所有的出席者說：「讚！」的美食佳餚。換句話說，「滿桌都是山珍海味，都是令人吃到樂不思蜀」的料理。再換個方式說，就是以量（多道菜色）取勝的料理。當必須注意飲食適度的糖尿病前期及糖尿病患遇上宴會時，對他們來說，宴會時間猶如最容易被擊潰的「魔鬼時間」。

其實，宴會料理說穿了只不過是外食餐點的豪華版而已，我們可以把它當成進階版的外食。既然都屬於外食的一環，只要用外食的原則來看待即可。

請翻到第八九頁，再重讀一遍「外食餐點的檢視重點」。想要在宴會上吃得既開心又安心，關鍵全在能否掌握外食的技巧。

67 從熱量較低的菜色開始品嚐

宴會美食當前，要掌握的技巧只有兩點，那就是①在吃得安心的前提下，得到飽足感以及②不要吃過頭。

先來說第①點。宴會料理只是一個統稱，如果仔細看一下端上桌的菜色，有低熱量的菜餚，也有高熱量的菜餚，可謂盤數繁多。我們第一件要做的事，就是確定好動筷子的順序。

以日式料理的宴會菜單來看，一開始上菜就出好幾道，我們應該以醋漬前菜、沙拉、蒟蒻生魚片（素生魚片）為第一輪，接著食用冷豆腐、花枝生魚片、茶碗蒸。

決定食用順序的重點是：蛋白質類的料理擺在後面才吃。實際上，光是吃完第一輪和第二輪的菜餚，肚子應該就已經很飽了，最後再加上蛋白質類的食物和主食米飯。其餘技巧還有吃肉類料理和油炸物時，肥肉和麵衣要去除、飯量大約只吃平常的一半。

甜點應淺嚐即止或乾脆不吃。

68 邊吃飯邊聊天，盡量放慢用餐的速度

多花點時間進食，可以減緩血糖上升的速度，同時也能得到飽足感。

細嚼慢嚥才能吃出食物的美味，所以，每夾一口菜應該放下筷子，然後積極地加入交談的行列。

請學會這些外食技巧，讓自己也能夠安心地享用宴會上的美食。

宴會料理不必全吃完

●油炸物、天婦羅
去掉麵衣，只吃中間的內容物

●牛排
去掉肥肉，同時留下 1/3 的量不要吃

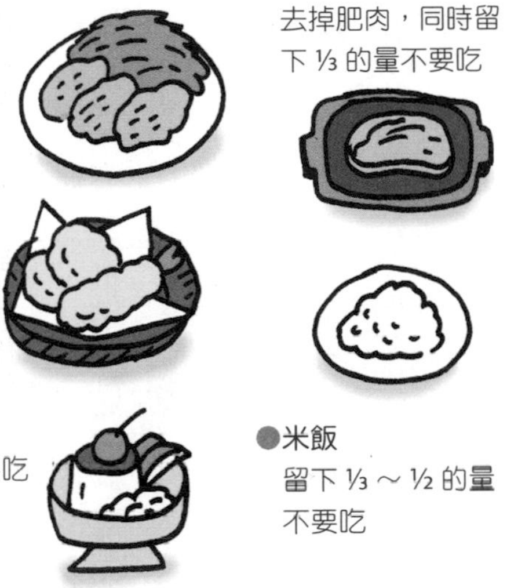

●甜點
盡量不要吃

●米飯
留下 1/3 ～ 1/2 的量不要吃

▶ 只要幾個小技巧，就可以大幅降低熱量的攝取

糖尿病合併①高血壓者的飲食原則

69 高血糖以及高血壓同時進行促使動脈硬化更快形成

由於糖尿病與高血壓的發病原因具有共通性，因此，一個人同時患有這兩種疾病並不奇怪。

即使是糖尿病高危險群也不可大意，因為高血壓是一種發病率很高的疾病。已知五十歲以上的人口有五〇%的比例患有高血壓，六十歲以上有六〇%的比例罹患高血壓，而七十歲以上的盛行率更超過七〇%。

無論有沒有糖尿病或糖尿病前期，只要高血糖狀態不改善，動脈硬化就會被誘發並且持續進行，而高血壓又是造成動脈硬化的主要危險因子。因此，對糖尿病合併有高血壓的患者來說，更需要嚴格執行飲食控制。

70 想改善高血壓必須限制鈉鹽的攝取

一般而言，高血壓病人必須限制飲食中的鈉鹽攝取量。這是因為食鹽（氯化鈉）的主要成分——鈉會使血壓上升。

有高血糖又有高血壓問題的人，當然也要限制鹽分的攝取。輕度高血壓患者的鈉鹽攝取量，每日以六克為上限。已有一段病史的人，則應該修正每日鈉鹽攝取量上限為五克。一般而言，輕度高血壓患者只要嚴格控制食鹽的攝取量，就有機會使高血壓不藥而癒。

71 注意藏身在各種食品中的隱形鹽

說到限制鹽分的攝取，通常我們都會認為只要炒菜做飯的時候少放點鹽、醬油、味噌就可以了。

食品的含鹽量（每 100 克食品）

食品	食鹽量
奶油餐包	1.2 克
土司	1.3 克
法國麵包	1.6 克
烏龍麵（生）	2.5 克
烏龍麵（乾燥）	4.3 克
麵條（乾燥）	3.8 克
手工麵條（乾燥）	5.8 克
玉米脆片	2.1 克
鹹味米果	2.0 克
人造奶油	1.2 克
奶油（牛油）	1.9 克
昆布（乾燥）	7 克左右
海帶芽（生）	1.5 克
海帶芽（乾燥）	16.8 克

＊出處：文部科學省「日本食品標準成分表 五訂增補版」

烹調時的用鹽量當然要控制，不過，各種食品中所含有的鹽分也不能不計較。

食鹽隱身在各式各樣的食品當中，讀者朋友可以參考上表的圖例。我們經常拿來當作主食的麵條、麵包等，含鹽量就高得驚人。一些我們認為不會含鹽的食品，實際上卻是含有可觀的鹽分，請一定要認清大量存在的隱性含鹽食品。

凡是含有鈉鹽的食物都應該算入總鹽量當中。高血壓病人要把每種食物的含鹽量通通加起來，並且控制在六克或五克以下。

不可諱言的，所有的菜餚一律限鹽、減鹽，吃起來就會食不知味，而且也很難長期執行。

想要減鹽不減美味，我們可以選一道菜正常調味，其他菜餚改用酸味或用香草提味。只要每天的食鹽攝入量不超標就好。

糖尿病合併②血脂異常、動脈硬化者的飲食原則

72 血脂異常會促進動脈硬化加速形成

血液中的脂質（脂肪）異常增加的狀態，就稱為血脂異常。血脂異常又可分為高三酸甘油酯血症（高中性脂肪血症）、高膽固醇血症以及兩者皆高的混合型高血脂症。

包括致病原因在內，高三酸甘油酯血症和高膽固醇血症是兩個完全不同的疾病。不過，它們都是促進動脈硬化的主因，這一點不分軒輊。

73 針對高血糖的飲食控制對高三酸甘油酯血症也有正面效益

我們平日攝取的熱量，未能立刻被身體利用的部分，最後會轉變成三酸甘油酯（中性脂肪）儲存在體內。當生成量過多時，血液中的三酸甘油酯濃度自然就上升，因而引起高三酸甘油酯血症。說穿了就是所謂的「吃太飽」，也是導致糖尿病發生的主因之一。

因此，想要治療高三酸甘油酯血症，必須從減少熱量攝取下手，這也是糖尿病患及糖尿病前期患者共同的飲食原則。

有人以為高三酸甘油酯血症是脂肪攝取過量所引起的結果。這句話只對了一半，因為有很多高三酸甘油酯血症肇因於糖分攝取太多。

請讓我們回到第七〇、七一頁，魚類所含有的DHA（二十二碳六烯酸）和EPA（二十碳五烯酸，也叫做IPA）營養成分，具有降低血液中三酸甘油酯的作用。有高血脂問題的人務必要謹記

常見的高膽固醇食物（每 100 克可食用部分）

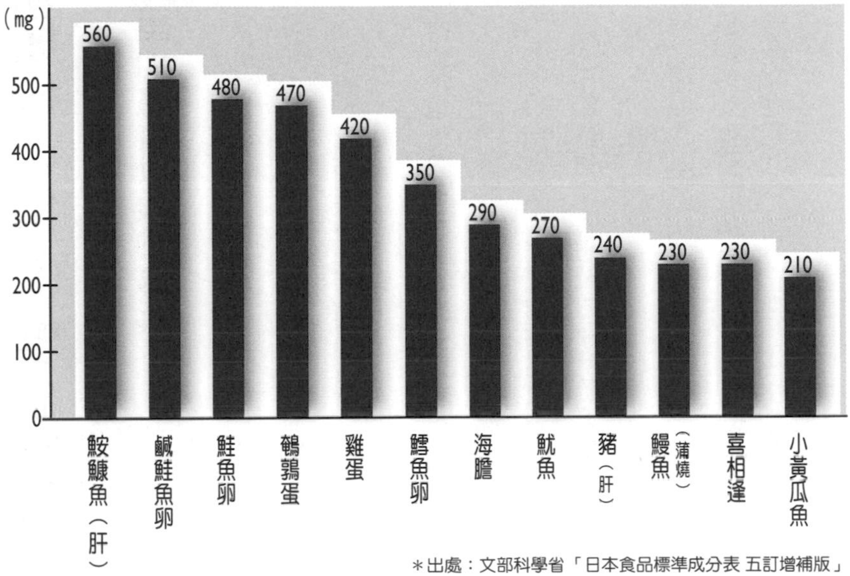

＊出處：文部科學省「日本食品標準成分表 五訂增補版」

在心。

74 高膽固醇食物不能吃太多 以免高膽固醇血症加速形成

飲食過量會使高膽固醇血症加速進展，尤其是吃太多高膽固醇食物更容易出問題。毫無疑問的，這一點是高膽固醇血症治療上的一大重點。想要預防、控制高膽固醇血症，應該對高膽固醇食材有所了解。上圖為常見的高膽固醇食物，哪些屬於應留心的食物，讀者們應該要有所認識。

已知有動脈硬化問題的人，對於本頁及第九四頁提到的幾點注意事項，必須一一將它們放進腦海裡。

糖尿病合併③腎病變者的飲食原則

75 早期患者以限鈉為主

假如得了糖尿病卻不以為意，也不積極設法控制的話，很快就會招來各種併發症。其中最具代表性的併發症，首推糖尿病腎病變（參考第三二頁）。

糖尿病即使併發腎病變，若能在極輕微的階段積極控制鈉鹽的攝取，腎功能是可以獲得改善的，限鈉是為了防止高血壓使腎病變迅速發展的手段。

高血壓還不算嚴重時，每日的鈉鹽攝取量應控制在六克以下，如果是較嚴重的高血壓患者，每日的鹽攝取量就要減至五克以下。

另外，最重要的是，限制鈉鹽的攝取量當然得和抑制高血糖的飲食控制一起進行。

76 限制水分和蛋白質的攝取遏止腎病變惡化

糖尿病進入腎病變後，隨著病情的加重，必須限制水分和蛋白質的攝取。臨床上也有在症狀尚屬輕微的階段，即要求病人開始限制蛋白攝取的飲食原則。

之所以要控制水分和蛋白質，都是為了降低腎臟的血流量，以減少腎臟的工作（過濾血液），結果也就減輕了腎臟的負擔。

這些飲食限制都需要先對腎病變進行病況調查，醫師再根據病人的病情縝密地計算出應攝取的分量，病人務必要遵守醫師的指示，絕不可以自認為「適當」而擅自為之。

糖尿病腎病變的分期及飲食原則（註十，見第一七一頁）

腎病變的分期	腎病變前期	腎病變早期	微量白蛋白尿期	白蛋白尿期	腎衰竭	末期腎衰竭
總熱量（大卡／公斤／日）	25～30			30～35		按照洗腎患者的飲食控制原則
蛋白質（克／公斤／日）	勿攝取過量	1.0～1.2	0.8～1.0		0.6～0.8	
食鹽（克／日）	勿攝取過量	如血壓偏高，則以右欄為標準＊	7～8		5～7	
鉀（克／日）	不限制			稍微限制	1.5	

＊出處：修訂自「（前）厚生省糖尿病調查研究報告書」收錄資料

- 本表為較常見的典型病例，實際執行面會因個人病情不同而不同
- 總熱量及蛋白質的攝取量為按每日每公斤體重計算
- 身體出現水腫現象，即要開始限制水分的攝取，一般多發生於白蛋白尿期

＊日本高血壓學會建議的攝取量為 6 克以下，因此，從腎病變早期之後，病人的鈉鹽攝取量盡可能不要超過 6 克或 5 克。

77 有高血糖問題還要進行高熱量飲食嗎？

在限制蛋白質攝取的原則下，身體的抵抗力會變差，因此，有的病人會被要求應該以高熱量的飲食來補充熱量。

什麼？高血糖的人不是需要限制熱量的攝取嗎？為什麼現在反而鼓勵高熱量呢？實際上，醫師在做任何飲食指示之前，必定會先就病人的高血糖狀態、由高血糖引起的全身症狀及其病情，還有腎臟失能的程度等進行全面性的評估，才會下指令。該做什麼樣的因應處置，絕對不是病人自己可以判斷的，病人必須謹遵醫師的指示接受治療。

糖尿病前期病人並不會在這個階段併發腎病變，儘管如此，也要自我提醒，如果不嚴加預防，糖尿病腎病變必然到來。

如何讓高齡者擁有「安全的飲食」？

78 血糖控制與年齡無關

老年人得了糖尿病或成為糖尿病的高危險群，因而被要求控制飲食，說起來實在是個冷酷無情的建議，以致有很多老年患者提到血糖控制，總是消極以對。

再者，老年人對自己剩餘的人生，或多或少都有「看開了」的想法，這種心態也促使他們不願意積極去管理自己的血糖值。

要知道血糖若控制不理想，任何人都可能發生併發症，即便是老年人也無法豁免。而且，步入高齡階段以後的併發症大多是攸關生死的重症，因此，老年患者必須要用和年輕人一樣的心態來面對血糖控制。

79 按照老年人的飲食特徵修正飲食

雖然都是老年人，但並不是所有的老年人都一樣。不過，大致說來，老年人的飲食型態有以下的共通點。

❶對食物的好惡感強烈
❷長年的飲食習慣已根深柢固，不易改變
❸蛋白質的攝取減少，容易偏好甜食
❹咀嚼功能退化，食用需要咬嚼的蔬菜等食物時有困難
❺常吃點心
❻家中只有高齡者時，飲食內容往往單調、少變化
❼自己懶得煮菜做飯　等等

幫助高齡者成功改變飲食習慣的祕訣

1	**讓老人家按部就班慢慢習慣飲食控制** 從做得到的地方改起，一步一步來，略有起色也很好
2	**盡量順從老人家的喜好來準備餐點** 既有的飲食習慣中，問題較少的部分要給與尊重
3	**老人家的飲食內容與其他家人一致** 年輕人的熱量需求較大，可額外多準備一道菜
4	**改變食物的調理方式** 咀嚼能力不好的人連生菜沙拉都咬不動。要注意是否有這種狀況出現
5	**對老人家願意改變飲食的態度表達敬意** 來自家人的鼓勵是持續改善的最大動力

這些共通點所產生的結果就是血糖控制不良以及營養不均衡。想要改善老年人的飲食生活，必須針對這些共通點對症下藥，同時認清「高齡者的飲食改變絕非一朝一夕可以達成」的事實，用長期抗戰的心態一步一步慢慢改。

80 家人的支持與理解絕對不可少

想要矯正飲食習慣，光靠老人家一個人的力量，恐怕困難重重。尤其是三餐由家人準備的老年人，絕對需要家人的協助。照顧者對病患本身的狀況應該要有詳細的了解，並且盡量建立吃飯時間一到，全家人一同在餐桌上用餐的習慣。

此外，對於老人家願意配合飲食改善的態度，家人也一定要給與最大的支持與親情的鼓勵。

名醫小講堂

烤肉，日韓大不同！日本是肉、肉、肉，韓國卻是蔬菜、肉、蔬菜

一提起韓國料理，大多數人馬上想到的應該是「韓國烤肉」。日本人吃烤肉的方式，和吃烤肉的始祖——韓國，有很大的不同。

如同「烤肉」這個料理名稱所示，日本人吃烤肉就是把烤好的肉蘸了醬汁，一口接一口往嘴裡送，縱使偶爾會夾一口韓國泡菜或涼拌黃豆芽，但最大目標除了肉以外，還是肉、肉、肉。日本人吃烤肉，就是肉不停吃，吃到最後補上一碗飯，直到再也塞不下任何食物為止。

反觀韓國人吃烤肉，他們並沒有蘸醬吃的習慣，而是把烤好的肉，用蘿蔓葉或美生菜葉等蔬菜包起來吃。有時候則把青辣椒之類的蔬菜，蘸上一種叫做「苦椒醬」的辣味味噌，和烤肉搭配一起吃。至於泡菜和涼拌黃豆芽，一定跟平常一樣大口大口的吃，最後以一鍋海鮮泡菜湯及米飯做結束。

感覺上，韓國的烤肉吃法是肉、蔬菜、蔬菜、蔬菜，肉類早已經被蔬菜團團包圍了。

究竟是日本的烤肉吃法健康？還是韓國的烤肉吃法健康？不用多說也知道是正統、道地的韓流勝出。一向被我們視為理所當然的飲食習慣，看來也有必要站在「健康」的角度重新審視一遍。

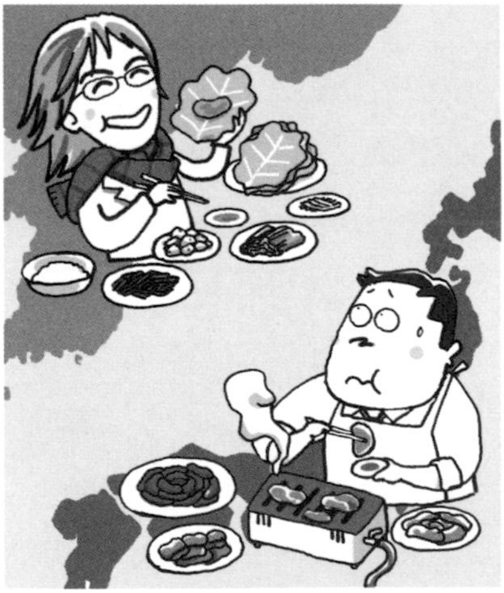

4

如何飲酒不傷身？

檢視你的「飲酒危險度」！

以下幾個自我檢測指標當中，符合敘述者請打勾，每勾選一項算一分。

□喝酒是人生最大的樂趣之一
□幾乎每天都會喝酒
□想過要設休肝日，但卻做不到
□常常一不小心就喝過頭
□喝酒的速度很快
□喜歡喝烈酒，不喜歡加水稀釋再喝
□酒變成了主食，幾乎不吃下酒菜
□下酒菜大多是高油脂的食物
□一邊喝酒一邊抽菸，使當天抽菸量增加
□曾經因為嚴重宿醉影響隔天的工作等

【評分】

○總分超過 6 分（含）以上

你的飲酒習慣會讓你很快變成糖尿病前期及糖尿病患，同時也有罹患其他疾病的風險。請及早改正飲酒方式及飲酒量。

○總分在 3 ～ 5 分之間

你的飲酒習慣是現代人的一般型態。不過，一遇到特殊原因多喝幾杯就危險了。請盡量、盡力控制。

○總分在 2 分（含）以下

你是個喝酒有節制的人。不過，對自己打勾的項目還是要多注意，建議要更嚴格地限制飲酒。

糖尿病患原則上禁止飲酒！為什麼呢？

81 即使你深信不能喝酒，人生是黑白的

當被診斷出得了糖尿病或糖尿病前期時，特別是男性患者，十之八九會開始擔心：「不能喝酒了！真的從此以後要和酒絕緣了！」

酒對人類的社會而言，是一種特殊的飲品，喜怒哀樂都可見酒的參與，比起其他食物，酒更多了一份文化色彩。

平日與親朋好友相聚，要開瓶酒來開啟歡樂時光；想要職場的人際關係更順暢，也不能沒有酒作為潤滑劑。還有，很多人對「沒有酒，沒有人生」奉行不渝，不是嗎？他們人生中的最大樂趣便是工作結束後，和志同道合的朋友、同事小酌、暢飲。

如今，一份健檢報告就要奪去他們奉為生存意義的東西，這叫人怎麼能接受？「如果不能喝酒，人生還有什麼意義呢？」病人因而大受打擊的心理，不用多做解釋，人人都能理解。

82 酒精零營養卻高熱量會令人失控，也會損害肝臟

先冷靜一下，讓我們從醫學的角度來看一看酒精究竟為何物。

基本上，被診斷出「血糖值偏高的人以及糖尿病高危險群」是禁止飲酒的，已經患有糖尿病的人就更不用說了。即使被允許喝酒，一天最多也不能超過日本酒一合（一八〇毫升）或啤酒一瓶的量，因為酒除了提供高熱量以外，完全沒有任何營養價值。

為什麼要「戒酒」和「節酒」？

酒精 ＝ 熱量高卻缺乏營養的飲品

●酒精對人體的實質傷害

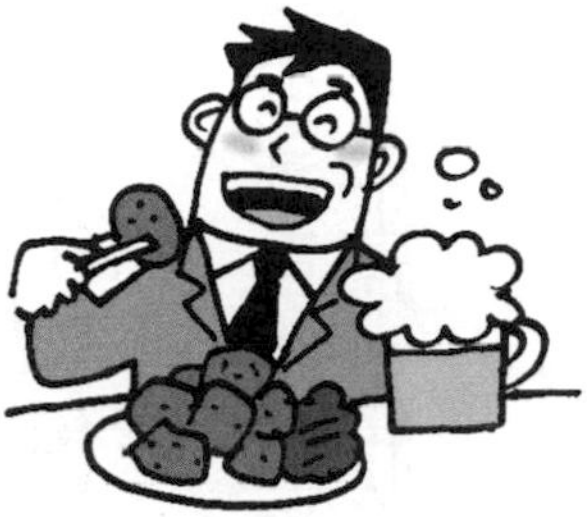

❶ 使人胃口大開

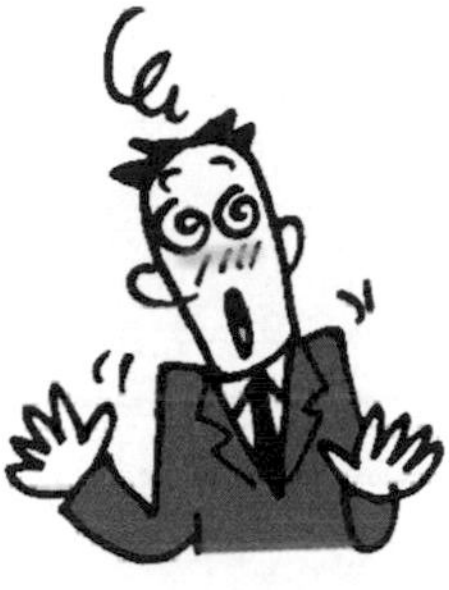

❷ 讓人喪失自制力（血糖控制）

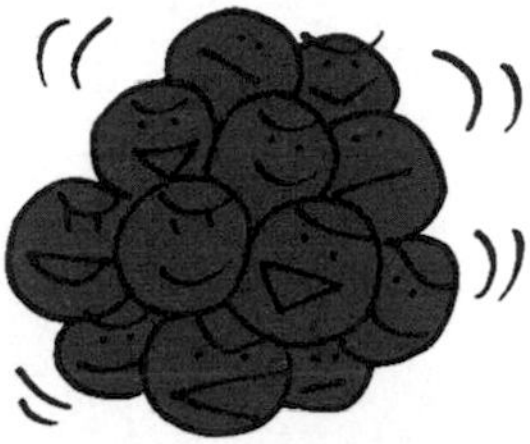

❸ 增加三酸甘油酯、壞膽固醇（LDL-C，低密度膽固醇）

而且，酒精①會使人胃口大開、飲食過量；②喝醉了就把飲食計劃、血糖控制全部拋在腦後；③酒精還會傷害肝臟，多餘的熱量會轉換成三酸甘油酯（中性脂肪）囤積在體內等等。

前述內容都是酒精對健康實質的傷害，難怪糖尿病的專科醫生總是苦口婆心地勸病人戒酒，他們確實有所本。

更糟糕的還有，喝酒時容易偏好某些下酒菜，這些菜餚偏偏都屬於高熱量食品，邊喝邊吃，也就吃下了過剩的熱量。我們在第二、三章都講過，高熱量的飲食正是導致糖尿病、糖尿病前期的直接原因。

因斷然戒酒而克服糖尿病的案例很多。何不放下手中的酒杯，認真考慮戒酒呢？

啤酒和燒酎不會使血糖值上升？

83 啤酒可以促進老舊廢物排出體外？NO！小心發生脫水症狀

酒精和人類的關係可說是淵源深厚，也因此從以前就流傳下來很多民間說法，縱使到了資訊爆炸的今天，人們仍然口耳相傳，不曾改變。

例如，喝啤酒可以排除體內的老舊廢物，降低血液的黏稠度，因為它含有很多的水分。又如啤酒是營養豐富的優質飲料，因為它含有「啤酒酵母」，而啤酒酵母是公認的健康食品，十分受歡迎。

就結論來看，這些說法一點科學根據也沒有。

喝啤酒的確會出現頻尿現象，人們以為體內的雜質、廢物會因此隨著尿液被排出體外，而事實剛好相反。喝了啤酒頻上廁所，此時被排出體外的，不過是水分而已。

簡單的說，啤酒只有利尿作用，反而存在著會加速體內水分流失的隱憂。喝啤酒的時候，如果不和水一起喝，可能會引起脫水症狀。

擁有健康食品形象而大受歡迎的啤酒酵母，不但含有植物性高蛋白及豐富維生素B群，膳食纖維的含量也很高，很適合作為現代人的營養補充品。不過，啤酒在生產的過程中已經把啤酒酵母過濾掉了，根本不含啤酒酵母，喝啤酒會喝到啤酒酵母，實在是天大的誤解。啤酒所含的蛋白質和維生素極其微量，根本就是微不足道。

如同我們前面說過，酒精沒有營養，卻有熱量，充其量只是作為熱量的補充來源，如果想要從啤酒當中獲取營養，無異於緣木求魚。

84 燒酎不含糖，可安心飲用？NO！它的酒精濃度更高、更危險

含糖量高的酒類如日本酒等，不適合糖尿病人飲用，不過，燒酎之類幾乎不含糖分的蒸餾酒，喝再多也無所謂。這也是另一個流傳甚廣的說法。

毫無疑問的，這又是一個無憑無據的道聽塗說。屬於甜酒的日本酒之所以會對糖尿病患產生不良影響，並不在於它所含的糖分，而是在於酒精本身。

雖然燒酎是一種經過蒸餾過程，將微量營養素等幾乎去除殆盡的蒸餾酒，但它的酒精成分仍是導致糖尿病及糖尿病前期的原因，這一點和日本酒並沒有什麼不同。

何況，跟啤酒比起來，燒酎的酒精濃度更高，如果不稀釋直接喝，它對身體所造成的危害比日本酒更大。

大家千萬不要被和酒有關的各種說法給迷惑，用正確的角度看待酒所導致的健康問題，比什麼都重要。

和酒有關的道聽塗說

啤酒：可以去除體內的老舊廢物。含有啤酒酵母，營養豐富

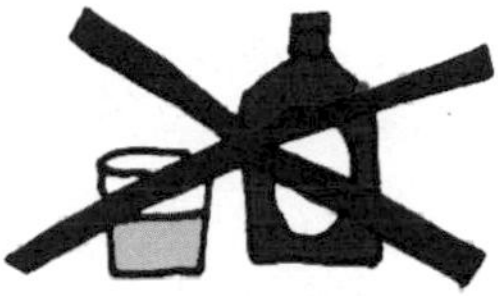

燒酎：燒酎是蒸餾酒，和日本酒不同，再怎麼喝也不會對糖尿病造成影響

堅持適量原則，每週設兩天休肝日！

85 日本酒一合、啤酒一瓶 飲酒請務必堅持適可而止！

相信讀者應該都已經了解，飲酒無關酒的種類，任何一種酒都會成為引起糖尿病和糖尿病前期的原因。既然如此，經檢查血糖值偏高的人以及經診斷為糖尿病高危險群的人，是不是都必須全面禁酒？有沒有一種方法，又能讓自己繼續享受酒精帶來的快樂，又能控制血糖、防止糖尿病入侵？

選擇飲酒的人，首先一定要嚴格控制飲酒的量。飲酒適量，酒就會成為大家口中說的「百藥之長」。每日適度的飲酒量經科學計算，相當於二〇克純酒精的量，換算成各種酒品的建議攝取量，分別是日本酒一合（約一八〇毫升）、啤酒一瓶（約五〇〇毫升）、雙份威士忌一杯（一份是二五或三五毫升）、紅酒高腳杯二杯（一個高腳杯容量約二四〇～三六〇毫升）、燒酎（三五度）一／二酒杯（一個酒杯容量約二四〇毫升）。研究也顯示，「飲酒適量」的人最長壽。

只要是「飲君子」，第一次聽到上面說的「適量」，無不震驚、絕望地質問：「這是開玩笑吧？」「這樣不是抿一口就喝完了嗎？」「不如殺了我吧！」諸如此類的心情，我們不難理解。只是，這的確是醫學研究上的事實，是不容混淆視聽的事實。

飲酒不適量，必會導致高血糖，而且無一例外。平常的飲酒量與「適量」之間的差距，必須靠自己花時間找出來，然後慢慢地接受並努力消弭。

86 肝臟也是勞動者要週休二日

另外一個可達到「適量」的方法，就是每個禮拜安排兩天「休肝日」。聽到休肝日，飲君子們又要長噓短嘆了：「一年喝三八〇天，現在改成每星期兩天不喝，跟接受酷刑有什麼不一樣？」

每日適度的飲酒量標準

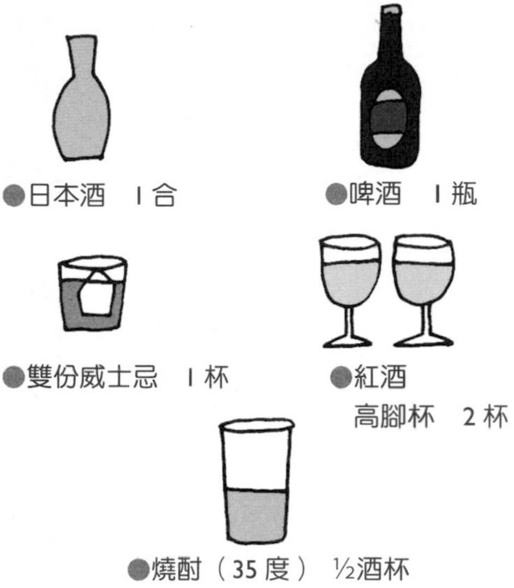

日本酒　1合
啤酒　1瓶
雙份威士忌　1杯
紅酒
高腳杯　2杯
燒酎（35度）　½酒杯

大家都知道，被我們喝下肚的酒精必須靠人體的化學工廠——肝臟來分解、代謝。肝臟的處理能力因人而異，不過，整體來說，喝下一合日本酒，肝臟需要花整整三個小時才能處理掉所有的酒精。肝臟要處理的物質並不是只有酒精而已，無論它再怎麼任勞任怨，也會忍不住吐露自己的心聲：「分解酒精這種負擔沉重的工作，可不可以不要天天有？」

肝臟素有「沉默的臟器」之稱，為了避免喝酒傷肝，為了讓肝臟能夠順利地處理稍微超量的酒精，最低要求必須是一星期內至少要讓肝臟休息兩天。對天天都需要酒精陪伴的人來說，週休二日的飲酒條件或許有苛刻之嫌，但為了日後能長久與酒精為伴，應該沒有人會反對吧？

老是喝酒過量的人請嚴守5原則

87 抗拒不了酒精誘惑時，有魚與熊掌兼得的方法嗎？

雖然十分認同「飲酒要適量，同時每週兩天不喝酒」，也認為這個原則很重要，但認同並不代表就做得到，認同與實踐完全是兩件事。有很多人便因為做不到，所以一開始就放棄。

絕大多數的人總是等到糖尿病惡化，接到醫師的禁酒令後，才認真面對戒酒和節酒這個問題。反過來說，酒精的誘惑著實令人難以抵擋，尤其是對男性朋友來說更是強烈。

話說回來，糖尿病高危險群以及血糖值偏高的人到底該如何和酒精和平相處呢？以下要介紹的便是人人都做得到，又可以看見效果的「飲酒五原則」。

建議各位，在尚未進入真正要節酒的階段以前，最起碼要守住這五個原則，並且在不久的將來努力做到節酒。

88 幫助我們與酒精和平相處的「飲酒5原則」

❶喝酒也喝水 喝多少酒就喝多少水，多喝一倍的水也無妨。酒、水交叉著喝，有助於酒精代謝出體外，可預防脫水，血液自然不會變黏稠。除此之外，還能夠有效防止惡醉。

❷空腹不喝酒 空腹時酒精吸收得快，一下子體內就累積了大量酒精，人很容易喝醉。如果沒有時間進食的話，應事先喝杯牛奶等墊墊底。

❸酒要慢慢喝 酒喝得太快、太急，會對胃及肝臟

飲酒 5 原則

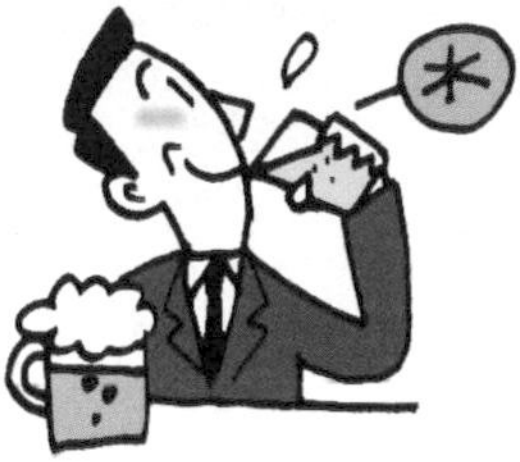

❶ 喝酒也喝水

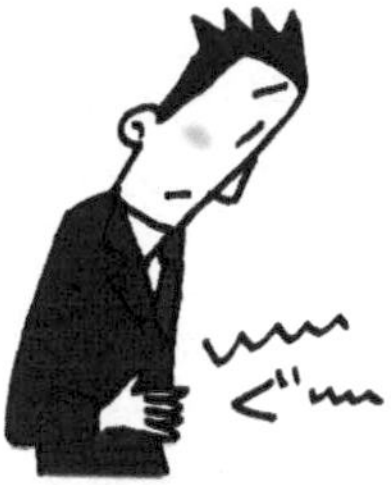

❷ 空腹不喝酒

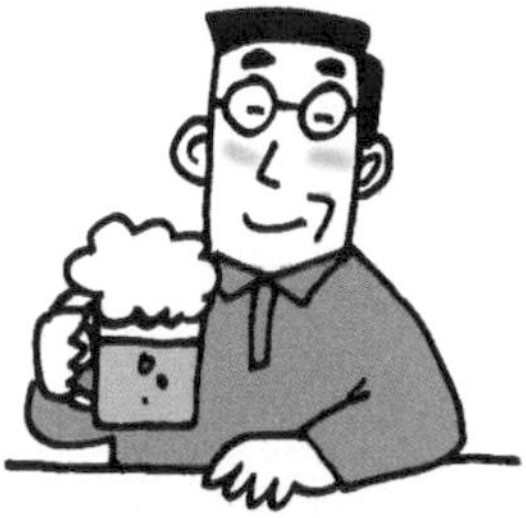

❸ 酒要慢慢喝

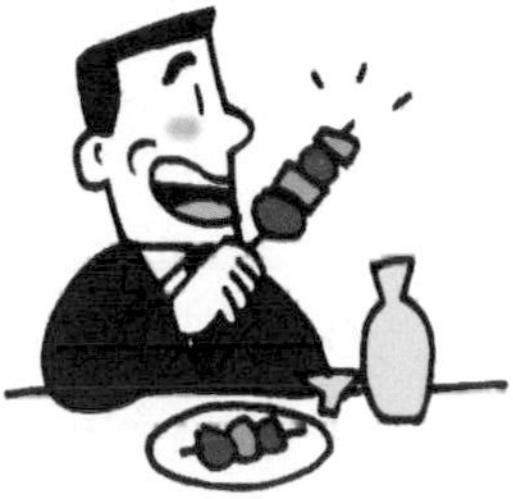

❹ 邊吃邊喝

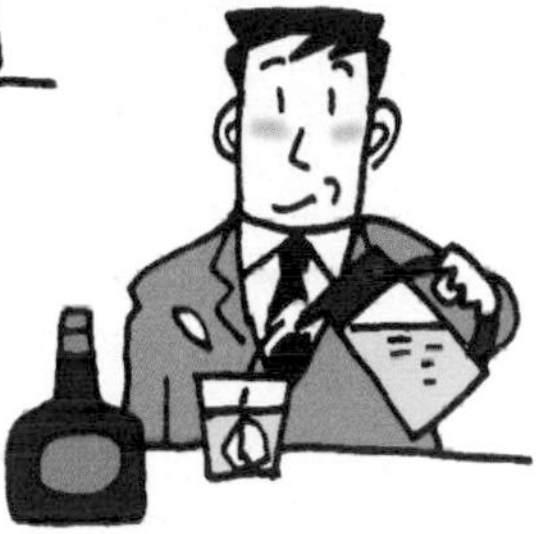

❺ 烈酒稀釋再喝

造成很大的負擔，甚至會引起急性酒精中毒。空腹時先乾三杯，既離譜又荒謬。

❹邊吃邊喝　基本上，下酒菜要選魚肉、豆腐之類高蛋白、低脂肪的食物，同時還要大量攝取蔬菜、海藻、蕈菇類或薯類等富含膳食纖維的食品，不僅能夠延緩酒精的吸收速度，也可以確保攝食均衡。

❺烈酒稀釋再喝　酒精濃度越高的酒，吸收得越快，對胃和肝臟的負擔也越大。另外，添加了碳酸的啤酒和香檳酒也要小心飲用，因為人體對這些酒的吸收速度也很快。

有抽菸習慣的人應該盡早戒菸，還沒戒的人，喝酒的時候就不要再抽菸了。菸酒只會提高食道癌的發病率。

名醫小講堂

「喝酒會發胖」並不正確
喝酒也要享受美食，但不可過量

啤酒肚，望文生義就是喝酒所造成的結果，所以，認為發胖和酒精有關的人應該很多吧？

嚴格說起來，無論是從科學面還是現實面來看，喝酒和肥胖的形成都沒有絕對的關係，儘管酒精的確是毫無營養價值的高熱量飲品。

既然如此，為什麼很多飲君子都是體型肥胖的人呢？一般認為愛喝酒的人之所以肥胖是因為酒精會刺激食慾，一邊喝酒一邊吃東西，導致飲食過度使然。再加上最近備受歡迎的啤酒、燒酎、紅酒等，搭配高油料理正好對味，無形中更助長了熱量的攝取。

還有，所有的飲君子都有一個習慣，那就是一邊吃一邊喝到三更半夜，等到酒足想要回家時，突然覺得肚子餓，於是又吃了一碗拉麵或茶泡飯，再度加速肥胖的形成。

如果光喝酒不搭配下酒菜又如何呢？滿肚子的酒只會延遲酒精的代謝，肝臟恐怕要不堪負荷而嗚咽了。總而言之，喝酒要適可而止，不要大吃特吃，也不要一直勸別人吃，這樣才能享受喝酒的樂趣。

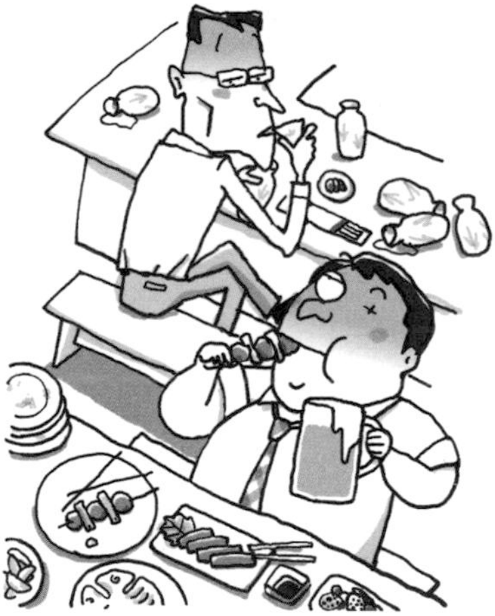

5

養成運動習慣，改善血糖值

檢視你的「運動充足度」！

以下幾個自我檢測指標當中，符合敘述者請打勾，每勾選一項算一分。

□沒有健走、步行等運動習慣
□已經好幾年沒做過體操或健身操
□已經好幾年沒去游泳池游泳
□曾試著做運動，但總是半途而廢
□上下車站的樓梯時，曾經爬得上氣不接下氣
□常搭電梯或電扶梯，很少走樓梯
□通常會騎腳踏車或開車去買東西，很少走路去買
□出門通常都會開車或搭車，即使不是去很遠的地方
□沒有機會透過打高爾夫球或網球等運動讓身體流汗
□偶爾運動一下，到了第二天、第三天，仍然覺得肌肉痠痛

【評分】

○總分超過 6 分（含）以上

令人失望的運動習慣，將把你推向糖尿病前期及糖尿病，使你遠離健康人生。請及早改善。

○總分在 3 ～ 5 分之間

現代人的一般狀況。可能在不久的將來會有病變的危險發生，請開始從事某項運動吧！

○總分在 2 分（含）以下

你已經擁有很好的運動習慣，請繼續保持，可以的話，不妨嘗試新的運動。

為什麼要運動？運動的10個健康效果

89 運動幫助葡萄糖進入肌肉細胞 可以降低血糖、節約胰島素的消耗量

糖尿病前期及糖尿病患想要將血糖值控制在理想範圍內，除了要堅持飲食控制之外，還得力行規律的運動。飲食控制和規律運動就好比是車的兩輪。

人類原本就是必須勞動身體、活動身體的動物，如果缺少了運動，人類無法維持健康。

運動最大的功效，就是可以幫助人體降低血糖值。它的機轉極其單純，因為人只要一運動，血液中的葡萄糖（血糖）不用借助胰島素就能進入肌肉細胞內，成為能量供細胞利用。

對於想要降低血糖值的人來說，有什麼會比不用靠胰島素就可以將血液中的葡萄糖消耗掉，更令人驚喜的呢？是的，只要藉著運動，就可以節約胰島素的消耗量，維持我們的身體機能。

此外，無論是糖尿病前期或糖尿病患，他們的血管都不似以往強韌。高血糖會傷害血管，血液中的脂肪、壞膽固醇（LDL-C，低密度膽固醇）也會傷害血管，運動不但可以降低血糖，還可以減少血液中的脂肪和壞膽固醇，使血栓難以形成，對預防動脈硬化有正面的作用。

包含了以上提到的效用在內，以下整理出運動的一〇個健康效果。糖尿病前期和糖尿病患就不用說了，其他人也要把運動當成是每天生活的一部分，才能保有健康的人生。

90 運動當成生活一部分，輕鬆獲得「10個健康效果」

想要維持健康，運動絕對不可缺席

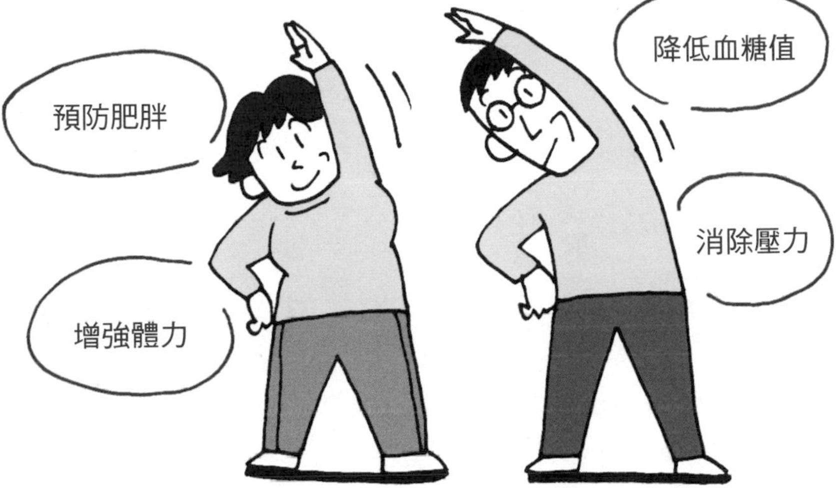

▶ 運動可以降低血糖值、預防肥胖，還可以增強體力、消除壓力……運動的好處說也說不完

①幫助葡萄糖進入肌肉細胞，使血糖值下降。
②節約胰島素的消耗量。
③幫助體內脂肪燃燒，有效預防肥胖。
④增加好膽固醇（HDL-C，高密度膽固醇），減少壞膽固醇，有效預防動脈硬化。
⑤提高心肺功能，使身體充滿活力。
⑥鍛鍊肌肉，增強體力。
⑦強壯骨骼，有效預防骨質疏鬆症。
⑧刺激全身，活化自律神經功能。
⑨刺激大腦，有效預防失智症。
⑩改變心情，消除壓力。

隨著交通設備的日新月異以及工作型態轉為靜態的文書作業等等，現代人鮮有機會在日常生活中勞動身體。正因為如此，我們有必要重新認識運動的重要性。

寧可多花一些錢買一雙舒適的健走鞋

91 值得推薦的有氧運動──步行

想開始運動的人，究竟要做什麼運動？每天又要做多久呢？首先，大家對運動應該有一個基本認識，那就是運動分為兩種，即有氧運動和無氧運動。

只要是必須消耗呼吸進人體內的氧，以氧作為運動能量、一次能夠持續數十分鐘的運動，都可以稱為有氧運動。例如步行、慢跑、游泳、有氧舞蹈、騎腳踏車等都屬於「有氧運動」。而「無氧運動」就是指短跑、舉重、拳擊競技等必須先憋氣，再一鼓作氣爆發出來的激烈運動。

適合推薦給糖尿病前期及糖尿病人的理想運動，有氧運動可說是首選。人在進行有氧運動時，需要消耗大量的氧氣，然後一點一滴燃燒體內的肝醣和三酸甘油酯（中性脂肪），透過有氧運動，可以得到第一一三頁中介紹的所有健康效果。

眾多有氧運動中，最值得推薦的必然是步行。不需要做任何準備，任何人隨時隨地都可以步行，也隨時隨地可以停止。步行現在已經成為最受歡迎的健身方式。

確實做到下列三點，可以讓我們的步行效果加倍，請一定要把步行納入日常生活當中。

①最好能夠每天步行，否則一星期至少也要步行三次。

②每次步行三十～四十分鐘。如果無法一次走完，可分成三次，每次走十分鐘。

③步行的速度大約是每分鐘八〇～一〇〇公尺。可以用早上上班發現忘記帶東西，急忙走回家的速度做標準，或是用步行時，微微出汗的速度為標準。

92 用點技巧才能樂此不疲、持之以恆 偶爾來段體操或無氧運動

無論步行的功效有多大，如果只有三分鐘熱度，達不到效果；如果走得心不甘情不願，恐怕壓力隨後而至，到頭來什麼好處也得不到。不喜歡運動的人，可以利用一些小技巧，讓自己走得更久、更快樂。這些技巧包括找個同伴邊走邊聊天，或者一邊逛櫥窗一邊走、到公園一邊賞鳥一邊走等等。

想要安全而且長久地走，鞋子就成了很重要的工具。下定決心買一雙稍微貴一點的健走鞋，可以幫助我們養成步行的習慣。若能因此獲致健康，就結果來看，這雙健走鞋實在是「太便宜」了。

有氧運動並不是只有步行而已，如游泳、騎腳踏車等也都不錯，請按照自己的興趣和條件，積極地運動吧！

另外，我們在下一節中提到的體操、伸展操，還有利用啞鈴等器材進行的無氧運動，也可以把它們列入自己的運動名單中，藉此增強肌力，可使運動效果更上一層樓。

任何人都做得到的「健康步行」

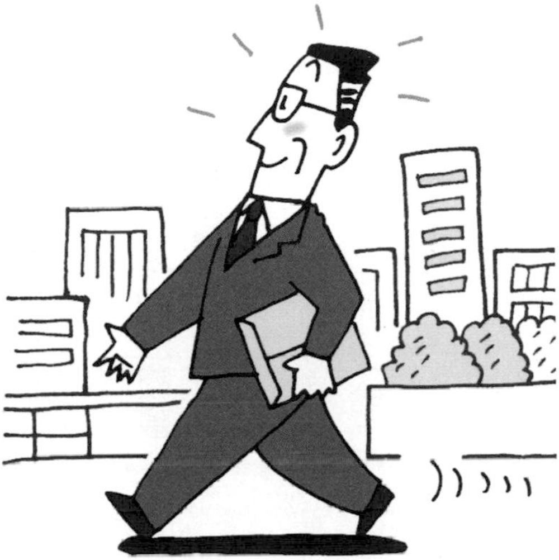

▶ 日常生活中別忘了隨時提醒自己活動身體，例如捨電梯就樓梯、提前一站下車步行到目的地等

每天要運動多久？

93 不同的運動、不同的體重所消耗的熱量也不同

在第一一四頁中，我們說到步行的運動目標是每次步行三十～四十分鐘，步行速度為每分鐘八〇～一〇〇公尺。針對這一點，我想再做進一步的說明。

運動所消耗的熱量，因運動的種類和強度不同而有很大的差異。比方分速六〇的步行和爬樓梯，兩者所消耗的熱量就差了兩倍。換個說法，想要消耗相同的熱量，分速六〇的步行就得花兩倍的時間才能和爬樓梯相當。

相同時間進行相同運動，體重比較重的人所消耗的熱量會比較多。因此，一個人究竟要做什麼運動？每天運動的時間要多久？最要緊的是必須考慮上述各個面向後再做決定。

94 了解各種運動所消耗的熱量計算適當運動時間

在糖尿病治療的過程中，接受過運動指導的患者，對於一天應藉由運動消耗多少熱量都有基本的了解。不過，尚處於糖尿病前期階段的人，如果還未接受類似指導，可以用每日飲食量的一〇～二〇％做標準。不清楚自己每日飲食量的人，就暫時先以一日二四〇大卡作為運動消耗量的標準。

至於如何估算適當的運動量（一天的運動時間），說明如左頁。

計算一日應運動多少時間的方法

步驟	說明	填寫
1	選擇自己可以負荷的運動種類（從下表的「運動種類」欄選出）	
2	確認前項所選運動的消耗熱量（從下表的「消耗熱量」欄確認）	大卡
3	填入個人目前的體重	公斤
4	確認藉由運動所需消耗的熱量（亦可以一日飲食量的 10 ～ 20% 為標準。若不知一日飲食量，則以 240 大卡為標準）	大卡（一日飲食量 × 0.15）
5	將上述 2、3、4 的數字填入下列算式中，計算所得的數字即為一日的運動時間	

4（大卡）÷（**2**（大卡）×**3**（公斤））＝ **運動時間**（分）

●常見運動每分鐘所能消耗的熱量（每公斤體重）

運動種類	消耗熱量（大卡）	運動種類	消耗熱量（大卡）
步行（60 公尺／分）	0.05	體操（輕度）	0.05
步行（80 公尺／分）	0.07	體操（強度）	0.09
步行（90 公尺／分）	0.09	韻律操（一般）	0.15
步行（100 公尺／分）	0.11	高爾夫（每場平均）	0.08
爬樓梯	0.10	網球（練習）	0.14
慢跑（輕度）	0.14	桌球（練習）	0.15
慢跑（強度）	0.16	羽球（練習）	0.15
騎腳踏車（10 公里／時）	0.08	游泳（蛙式）	0.20
騎腳踏車（15 公里／時）	0.12	游泳（自由式）	0.37
跳繩	0.27	揮棒練習（平均）	0.26

＊消耗熱量為每分鐘每公斤體重消耗的熱量值

＊資料來源：日本體育協會

每次運動都要提醒自己勿「過」與「不及」

95 運動太過激烈，反而未蒙其利先受其害

每天以步行為運動的人，必須要能判斷究竟是每分鐘走六〇公尺比較好？還是每分鐘走一〇〇公尺比較恰當？相同時間做不同速度的步行，兩者的熱量消耗可以相差二．二倍，這是運動強度不同所致。

一板一眼的人，還有急於改善高血糖的人，總以為運動強度越強越好。要知道如果一開始就從事很劇烈的運動，只會對心臟和肌肉造成很大的負擔，反而未蒙其利先受其害。

強度太強的運動不利健康，太弱則有不知為何而戰的疑慮。多大強度的運動才是適合自己的運動強度？這個答案需要心存「勿過與不及」的觀念，多做幾次嘗試後才能找到。

96 運動強度恰不恰當量脈搏就知道

可讓運動持續時的需氧量多寡，可作為衡量該運動強度是否適合自己的指標。想要知道精確的需氧量，必須透過專業的檢查才能得知。

不過，即使沒有做這樣的檢查也無妨，因為進行運動所需的氧氣量，可以透過心跳率具體呈現出來。我們只要量一下運動中及運動結束時的心跳數，就某種程度而言，即能確認該運動強度究竟是恰當？太強？或太弱？

判斷運動強度是否適切的標準

●心跳的測量方法

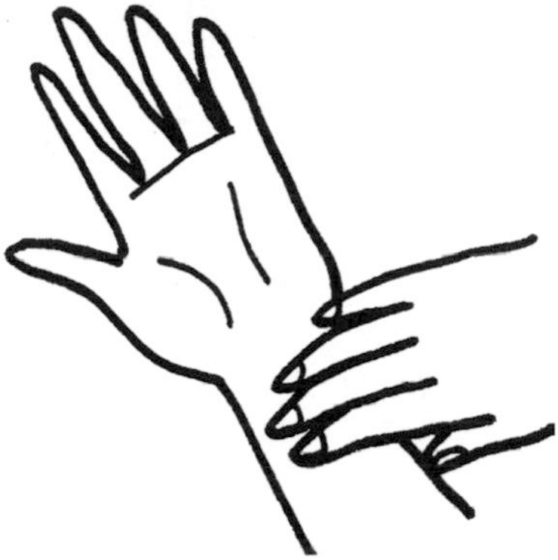

＊於運動中或剛停下來時開始計算心跳。如左圖，用 3 根手指輕放在手腕的內側，先數 15 秒的脈搏跳動次數，再乘以 4 倍，然後加 10，即可得到每分鐘的運動心跳率

＊在量脈搏的 15 秒內，由於心臟會逐漸恢復正常狀態，故需回加 10 次

●適切的運動強度標準（每分鐘的心跳率）

運動強度／年齡	輕度	稍強
20 ～ 29 歲	約 110	約 125
30 ～ 39 歲	約 110	約 120
40 ～ 49 歲	約 100	約 115
50 ～ 59 歲	約 100	約 110
60 ～ 69 歲	約 90	約 100

＊剛開始運動的人應以「輕度」為運動強度的上限。等到身體十分習慣運動後，再以「稍強」為運動強度的上限

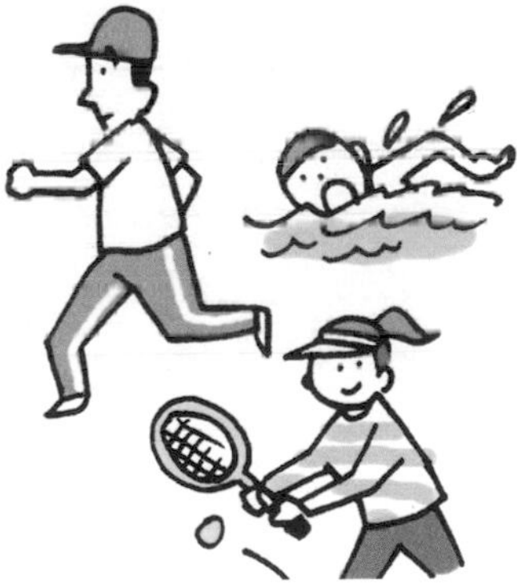

●運動種類及每分鐘每公斤體重所消耗的熱量

＊除了上述方法之外，也可利用大概的心跳率來監測運動強度。計算所得的數值雖然與上述方法測得的數值有出入，不過，該誤差值可忽略不看

適切的運動強度（心跳率上限值）＝（230 －自身年齡）× 0.5 ～ 0.6

老年人如何運動才能安全無虞？

97 評估自己的運動能力 選擇合適的運動

講到運動能力，無論是哪個年齡層，都存在著很大的個人差異，而且年齡越大，差異性就越顯著。例如同樣年紀，有的人走十分鐘的路就雙腳疼痛，有的人爬起山來卻似如履平地。

我們沒辦法明確、具體地指出哪種運動進行多久時間，對老年人來說最好、最適當。所以，千萬不要有「某人跟我同年，他都可以做那麼強的運動，我也要跟進……」之類依樣畫葫蘆的想法。

規律運動對老年人而言有改善高血糖的目的。再者，鮮少活動筋骨，會導致終至不堪使用的廢用症候群（一種因為生活狀態過於缺乏活動，而導致全身各處機能低下的疾病），從預防廢用症候群的角度來看，運動的實踐更顯得重要。

現在就找出適合個人能力的運動。不知道該從何著手時，不妨請教經常求診的醫師。

98 體力衰退的人 請從簡易的體操做起

體力不濟、腳力衰弱、心肺功能明顯不足的人，在選擇運動項目時，沒必要堅持非「競賽型」的運動不可。收音機健康操、柔軟操就是很棒的運動，坐在椅子上進行的椅上運動也是不錯的選擇。一向沒有運動習慣的人不妨從這些簡單的項目開始，逐步建立自己的「運動習慣」。

高齡者適宜的室內運動範例

①深呼吸運動

吸氣時雙臂上舉，吐氣時雙臂放下

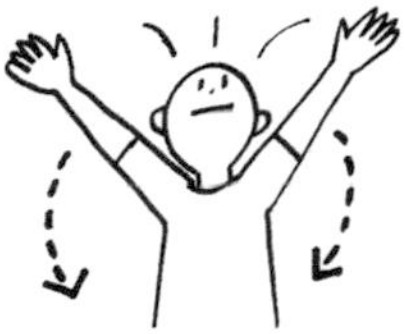

②背肌、雙臂、雙腳伸展運動

雙手交握，手心向上舉起，盡量舉高以伸展背肌。墊腳尖效果更佳

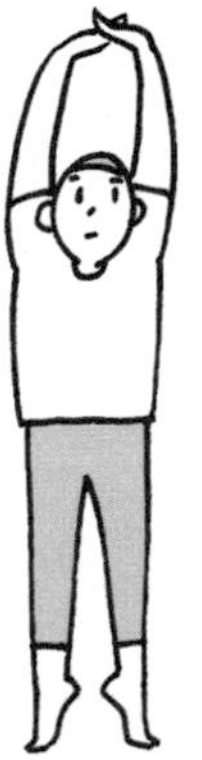

③手腕運動

左右旋轉手腕，手臂放鬆，上下擺動手腕

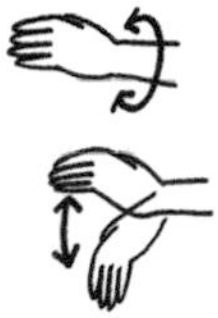

④聳肩運動

手腕放鬆，做雙肩向上抬起、放下的動作。也可以做肩關節向前、向後繞轉的動作

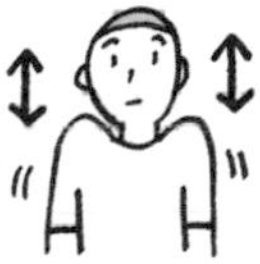

⑤頸部運動

向右、向左轉動脖子，並輕敲肩、頸部位

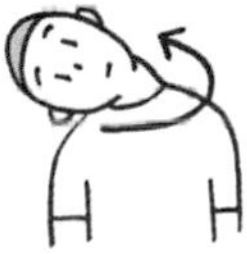

⑥踏步運動

抬頭挺胸，原地踏步，雙手記得大幅擺動。大腿要盡量抬高

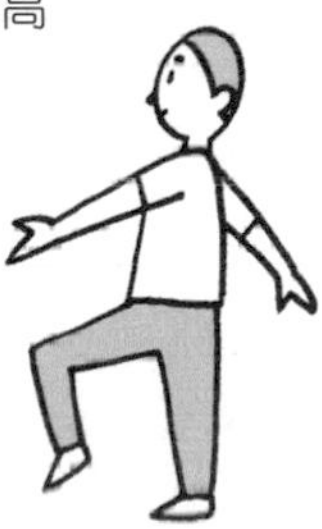

⑦椅上運動

- 雙腳輪流往上抬起
- 雙腳一起往上抬起，靠雙手的力量將身體微微抬高

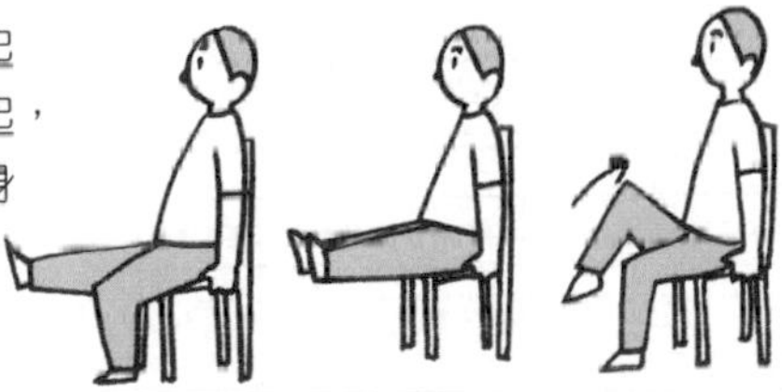

- 坐在椅子上踏步，大腿要盡量抬高

⑧下肢運動

- 慢慢蹲下去，然後站起來
- 坐在地板上，雙腳伸直，左右腳輪流進行彎曲、伸直的動作

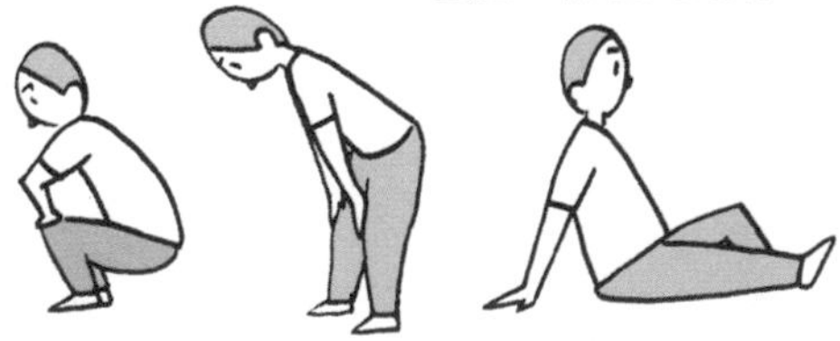

⑨腹式呼吸

仰臥，慢慢地吸氣，手輕壓小腹，慢慢將氣吐完

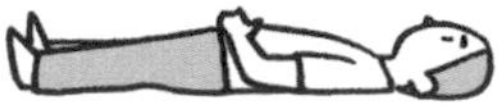

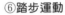

＊次數、強度以自身感到舒適、合理用力的程度為主

零碎時間正是做操的好時機

99 運動控制在感到舒適的範圍內千萬不要憋氣強力而行

我們平時應提醒自己，多多利用工作或家事的空檔活動一下筋骨。對不需要勞動身體就可以生活的現代人來說，這是非常重要的事。左頁介紹了幾個簡單又隨時可做的體操、伸展操，請務必把它們納入自己的生活作息當中。

此外，在伸展筋骨之前，請先參考以下的建議。

①不應該出現明顯吃力的感覺，應以感到舒適的程度為宜

②要避免快速彈振的動作

③每項動作伸展至極限但仍感覺舒適的位置時，應保持五~十秒靜止不動

④伸展時不可憋氣

⑤應充分注意服裝、鞋子和四周的環境等，避免跌倒受傷

若有使用啞鈴等運動器材做負重訓練，無疑會加重身體的負擔。因此，在執行之前必須先請教醫師或體能教練的意見。

除了本節介紹的體操和伸展操之外，其實，運動隨時隨地都能做。舉例來說，在上下班的電車車廂內，站著拉吊環配合一些小動作就能達到運動的效果，如單手用力抓住吊環，手臂施力往下拉，左右手輪流做；或是墊起腳尖站立，腳後跟不著地等等。要等到「萬事俱備」才能做的事，不是運動。平時我們便應該多留心，一些日常生活的習慣都會是動一動身體的好機會。

隨時可做的體操、健康操

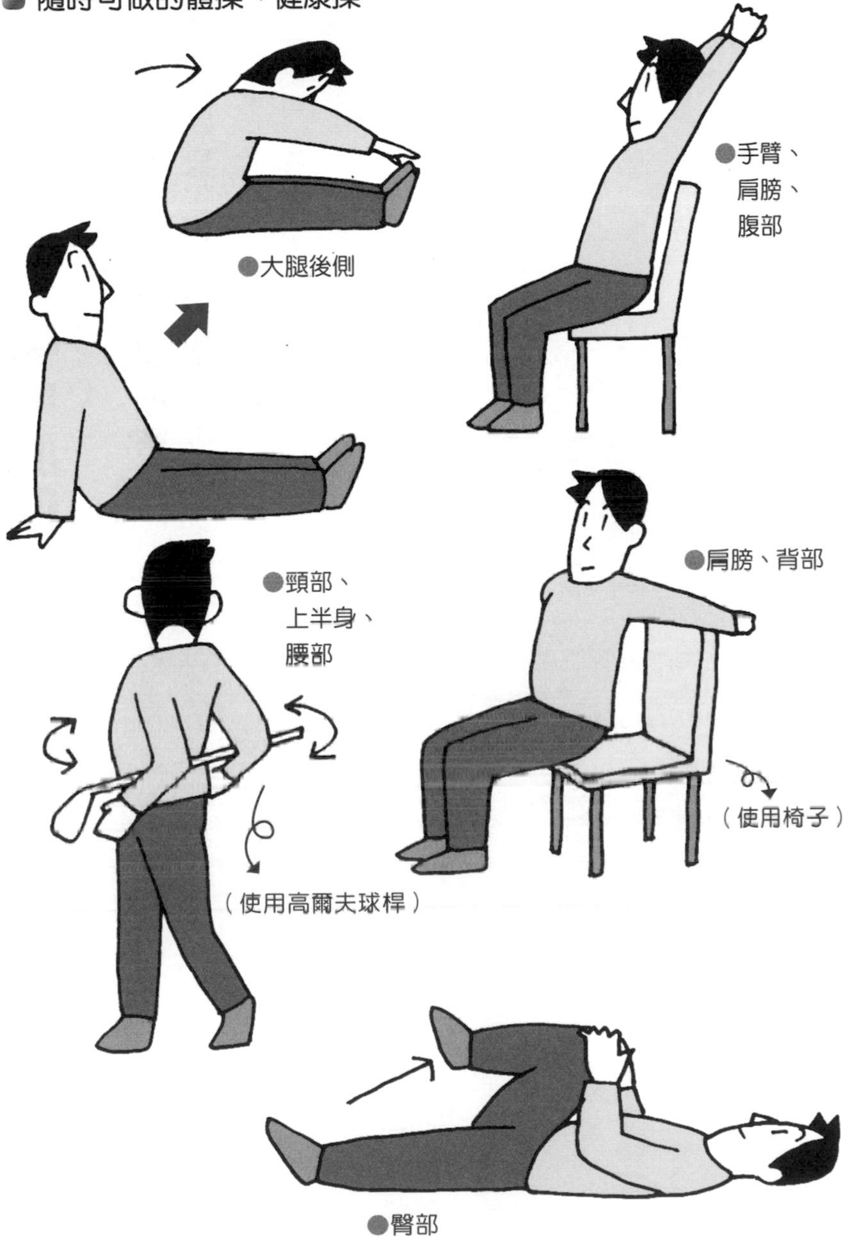
大腿後側
手臂、
肩膀、
腹部
頸部、
上半身、
腰部
（使用高爾夫球桿）
肩膀、背部
（使用椅子）
臀部

運動時應遵守哪些原則？

100 突然從事運動容易引起傷害 事前熱身、事後緩和不可少

運動可以降低血糖值，對糖尿病前期和糖尿病患來說，規律、長期地運動，把運動當成每天生活的一部分是不可或缺的。然而事實上，因醫師的建議而開始運動的糖尿病患中，仍有一半以上的人半途而廢，不知從什麼時候開始不再運動。

討厭運動的人以及做事老是三分鐘熱度的人，可參考第一一五頁提到的技巧，例如找個志同道合的夥伴一起運動，分享苦樂，互相打氣，好讓運動可長可久。

另外，還有一個很大的障礙也會使運動中斷，那就是受傷及病情惡化。再多的幹勁也抵擋不住身體的病痛，打個比方來說，若是不幸膝蓋疼痛，這時候，就算我們再怎麼想到外面走一走，也會因為膝蓋疼痛，而無法走遠，甚至連動都不能動呢！

已經有好幾年不曾好好運動的人，突然發心開始運動，要知道在肌肉等生理狀態還沒有準備好的情況下就貿然行動，很可能造成運動傷害或帶給身體過度的負擔。即使年輕時候曾經是運動健將的人也要注意，長期不運動，突然快跑一個小時的結果，可能換來肌肉受損、腿筋受傷或心臟過度負荷的危險。

為了預防運動傷害，運動前充分熱身、運動後確實緩和，絕對是不二法則。只要在運動前和運動後依序從身體下半部的腳踝開始做五分鐘的伸展動作，讓腳踝、小腿、膝蓋、腰部、肩膀、手腕、頸部全部放鬆，就可以降低心臟的負擔，使熱身運動和緩和運動更有效果。

101 有併發症也可以運動
高齡者、身體狀況不好時要注意

沒有定期接受健康檢查的人，只知道自己的血糖值偏高了一點，等到開始從事運動以後，才發現高血壓、動脈硬化已經悄然到來。就有不少病例因貿然運動導致心肌梗塞等致命性的併發症發生。為了避免運動替患者帶來危險，在從事運動之前，一定要和醫師討論。

高齡者從事運動時，絕對不可以勉強，應該請醫師徹底檢查，同時和醫師及醫護人員討論，找出適當的運動項目及運動量。

當運動變成一種習慣以後，難免會遇到下雨天或身體狀況欠佳等不適合運動的時候。這時應該當機立斷暫時停止，沒必要為運動拼命。運動旨在從中得到樂趣，如此才能持之以恆。

運動前和運動後都要讓身體充分放鬆

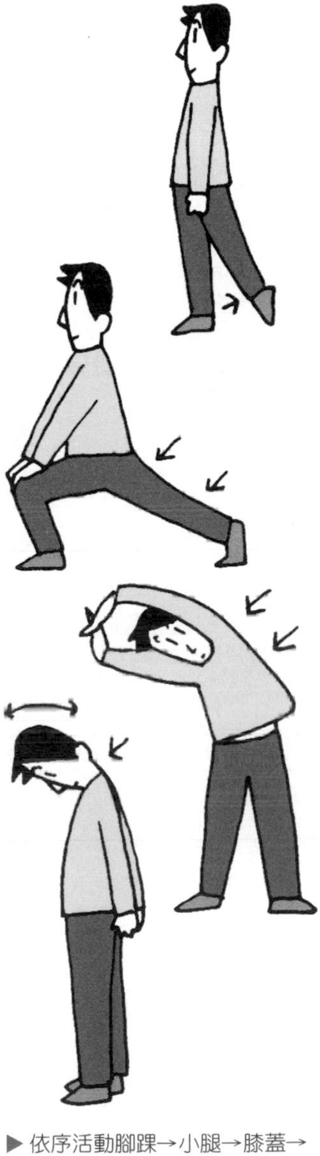

▶ 依序活動腳踝→小腿→膝蓋→腰部→肩膀→手腕→頸部，讓熱身運動和緩和運動更有效果

名醫小講堂

鞋子磨腳、起水泡、被感染……，足部問題會變成步行的阻礙

對於步行能否走得快樂、長久來說，還有另外一個影響因子，重要的令人意外，那就是不要讓腳部有任何細微傷口，譬如穿著不合適的鞋子所造成的小小擦傷。鞋子磨腳弄傷了腳後跟，變得不良於行，即便貼了 OK 繃勉強行走，姿勢也會因為疼痛而歪斜，無形中增加了腰部及膝蓋的負擔，再說疼痛本身就是一種壓力，痛著腳走路，怎麼能夠享受運動的樂趣呢？起水泡也有同樣的顧慮，有些人因為體質的關係，腳容易起水泡，務必要注意防範。

鞋子磨腳、起水泡大多是穿著太緊的鞋子走路所引起，建議到專賣店選購合腳的鞋子。步行時老是某個部位有疼痛或摩擦感，可在該處貼上膠布，自己要先做好保護措施。

此外，腳趾甲的護理也不可怠忽。稍一不慎可能造成趾尖破皮、甲片脫落；若清潔工作不徹底，還會引起感染。這些足部問題，無論哪一個都會影響到步行，並且變成步行的最大阻礙。

我們平日要確實做好足部保養，而且，每一次運動後，應該仔細檢查腳部是否有磨腳痕跡或裂傷、損傷等。

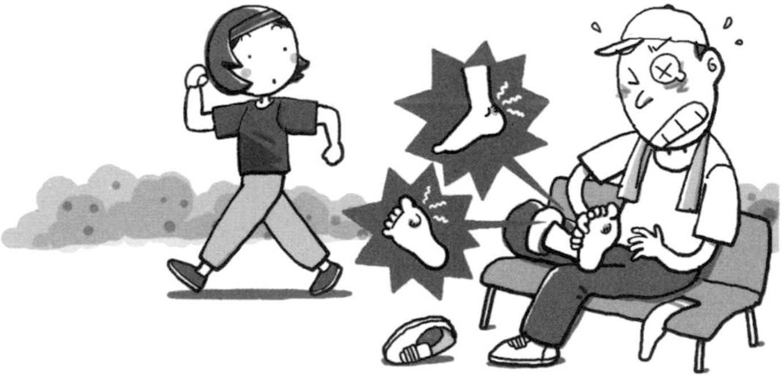

6

解放壓力，降低血糖值

檢視你的「壓力危險度」！

以下幾個自我檢測指標當中，符合敘述者請打勾，每勾選一項算一分。

□經常為一點小事動怒
□老是感到不安和焦慮
□曾經有過拋下一切的念頭
□非常在意別人對自己的看法
□身邊沒有可以商量任何事的朋友
□不覺得吃東西是一件快樂的事
□不管看什麼電視節目都不覺得有趣
□對自己的嗜好不再感到興趣
□性慾減退，對異性興趣缺缺
□每天都覺得累

【評分】

○總分超過 8 分（含）以上

壓力大軍已經壓境，你的身心快崩潰了。血糖值急速飆升的可能性很大，請立刻讓自己減壓吧！

○總分在 4 ～ 7 分之間

現代人的一般狀況。不過，壓力仍會一步一步啃噬你的身心，快設法消除壓力。

○總分在 3 分（含）以下

你是個能駕馭壓力的高手。請繼續保持，同時試著再培養其他的興趣。

壓力是萬病的根源，現代人的健康大敵

102 壓力→憂鬱症→每年3萬人死於自殺 壓力也是生活習慣病的致病因子

對現代人來說，恐怕再也找不到像壓力一樣難以對付，又影響深遠的敵人了。

壓力恐怖的地方在於我們看不見它，難以察覺它的存在，但它卻總是在不知不覺中重創我們的身心，看一看日本每年有多少人自殺就知道所言不假。據統計，日本每年死於自殺的人數超過三萬人。近幾年來，自行結束生命者的人數已高出死於交通事故者的三倍，日本成為全球聞名的「自殺大國」。探究自殺的原因，其中有七〇％因憂鬱症而起，而造成憂鬱症的最大因素就是壓力。

按平成二十年（西元二〇〇八年）厚生勞動省國民健康及營養調查，最近一個月有一五．〇％的男性以及一六．九％的女性「備感壓力」；有四二．九％的男性、四七．二％的女性「略感壓力」；而「不太有壓力」者，男性占二七．八％、女性占二五．一％，「完全沒有壓力」者，男性占一四．三％、女性占一〇．七％，合計「有壓力」的男性人口占五七．九％、女性人口占六四．一％。由於該調查的對象為全日本年滿二十歲以上的民眾，若只針對都會區的社會中堅、中高齡男女以及養兒育女的女性來做調查的話，「有壓力」的人口比例必定攀得更高。

人如果長期暴露在沉重的壓力下，心理、生理都會受到影響。心理方面可能演變成憂鬱症、精神官能症；生理方面則是招來各種生活習慣病。壓力是不折不扣的萬病之源、現代人的健康大敵。想要改善高血糖，也非得先消除壓力不可。

最近一個月感到壓力的人口比例（%）

	男				女			
	完全沒有	不太有	略感壓力	備感壓力	完全沒有	不太有	略感壓力	備感壓力
20～29歲	6.3	22.6	50.1	21.0	4.8	19.8	53.3	22.1
30～39歲	8.6	22.4	48.5	20.6	5.6	19.1	56.0	19.3
40～49歲	9.8	18.8	48.0	23.4	6.2	20.1	50.2	23.5
50～59歲	9.5	27.2	46.7	16.5	6.1	21.2	54.0	18.8
60～69歲	17.2	33.7	39.0	10.0	10.3	29.9	44.0	15.8
70歲以上	24.9	34.0	33.9	7.1	21.9	31.9	36.4	9.8

＊出處：厚生勞動省「平成20年（西元2008年）國民健康 • 營養調查」

103 聽到醫生說血糖偏高、想到要接受治療，壓力就來了

我們將在下一個章節中說明壓力為什麼會導致高血糖，亦即壓力造成糖尿病及糖尿病前期的致病機轉。不過，在此之前，光是看到健檢報告上某些測項超過標準值、醫囑「需要做進一步檢查」時，就感到莫名的壓力了。如果聽到醫生說血糖偏高，有可能得糖尿病時，又是莫大的心理負擔。

萬一再加上不論面對飲食控制或規律運動，老是想著「這樣不行、那樣不行；一定要這樣、一定要那樣」，一邊強迫自己一邊努力，也是一種壓力。

包括上述的種種壓力在內，生活在難以計數的壓力中的我們，必須懂得駕馭壓力。

壓力和血糖值密不可分

104 壓力導致自律神經失調，造成全身性的問題

很多研究、調查及動物實驗表明，壓力會帶給健康諸多不良的影響。誠如我們在前一個章節中提過，長期承受重大壓力的人，心理方面可能有憂鬱症、精神官能症；生理方面則可能出現各種生活習慣病。

壓力究竟是如何影響我們的身體？為我們帶來生活習慣病，尤其是糖尿病前期和糖尿病呢？

首先要提醒大家注意的是，長期壓力會傷害我們的自律神經系統和內分泌系統。自律神經系統具有調節體內各器官、生命現象的作用，舉凡呼吸、脈搏、血壓、體溫、排汗、排尿、排便等都受自律神經的操控。壓力大會導致自律神經功能失調，使身體出現種種不適。

105 內分泌也會失調，血糖更難控制

所謂內分泌就是指荷爾蒙的分泌。荷爾蒙由各種腺體及器官分泌，多達數十種，會分泌荷爾蒙的器官包括腦下視丘、腦下垂體、甲狀腺、副甲狀腺、胰臟、腎臟、腎上腺以及睪丸等。荷爾蒙是調節身體平衡所不可或缺的物質，一旦分泌不足，嚴重時將引發致死危機。

上述這些重大的人體機能，一遇到壓力就會亂了步調。因此，在正常狀態下，血糖升高時，負責調節血糖的胰島素會大量分泌，而促使血糖上升的升糖素分泌會被抑制。假使神經系統和內分泌失

壓力對身、心的影響

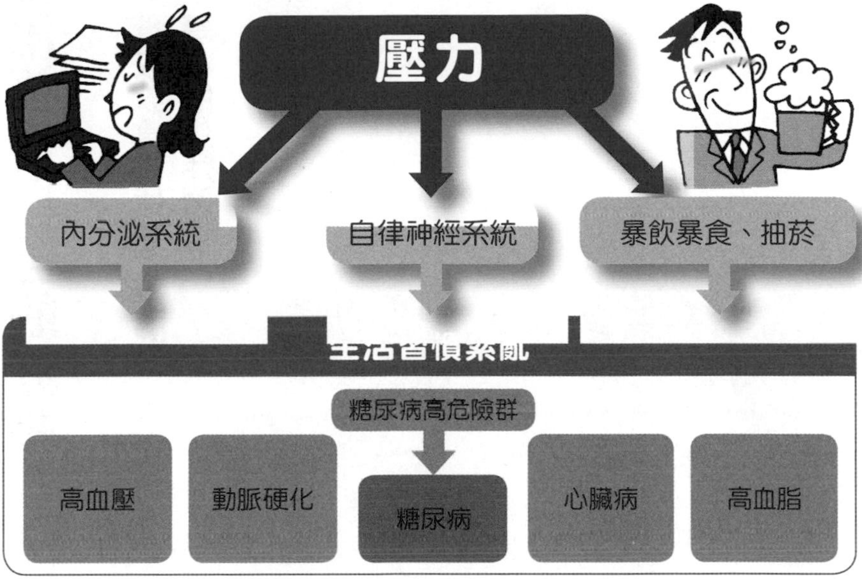

調，這些指令便無法順利被傳導，血糖變得難以控制，終致高血糖狀態持續不斷。

106 壓力也會帶來暴飲暴食、抽菸等危害健康的習慣

除此之外，壓力還會助長暴飲暴食和抽菸等會危害健康的不良習慣。暴飲暴食不但是引起肥胖的一大要因，如果大量攝入的食物屬於高油脂的話，更會增加體內的膽固醇和三酸甘油酯（中性脂肪），使得高血脂、高血糖越來越嚴重。抽菸會使身體的免疫力下降，還會促使血管收縮，是造成高血壓及動脈硬化的要因。

一向認為壓力只會引起心理問題的人，有必要重新認識壓力、努力消除壓力。

找出適合自己的紓壓方法

107 養成飲食、休息、睡眠、入浴等基本的生活習慣

消除壓力雖然只有簡單的四個字，但方法卻無法一概而論。不管是誰，都建議依照自己的好惡和生活型態，找出專屬的紓壓方法。大家可以參考下列的提示，從生活的基本面積極、努力地減輕及消除壓力。

●營養要均衡

規律且健康的生活是擊退壓力的根本。為了化解壓力，每天喝酒喝到三更半夜、不醒人事，這種作法只會傷害健康。

想要消除壓力，一定要特別注意飲食。人類在面對壓力的時候，體內會大量分泌各種荷爾蒙，幫助人體抵禦壓力。合成這些荷爾蒙需要足夠的營養素，所以，三餐馬虎的人，難以抵擋壓力。規律、適當而且營養均衡的飲食正是助我們抵抗壓力的後援。

●休息要確實

即使時代在改變，日本人仍然是公認的「不懂得休息的勤奮民族」。勤勞本來是值得嘉許的美德，只不過當勤奮到一再透支時，無形中也埋下了壓力的種子。「休息是為了走更長遠的路」，請謹記並身體力行這句話，經常藉由運動和興趣為我們的身心充電。

●睡眠要充足

人若睡眠不足，不但無法消除疲勞，而且精神方面也容易起伏不定。根據近年來的研究數據顯

消除壓力要配合自己的生活型態

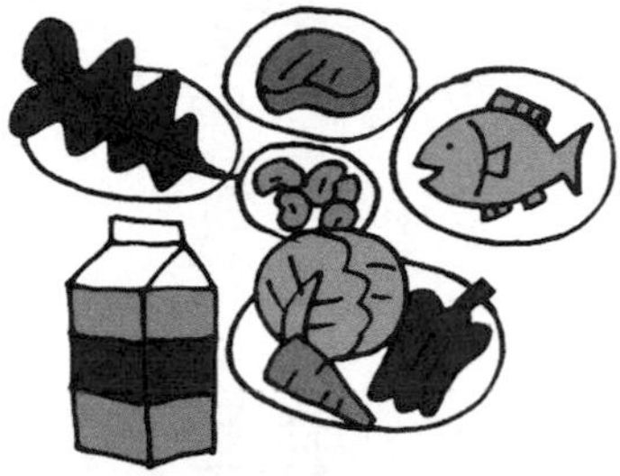
●營養均衡

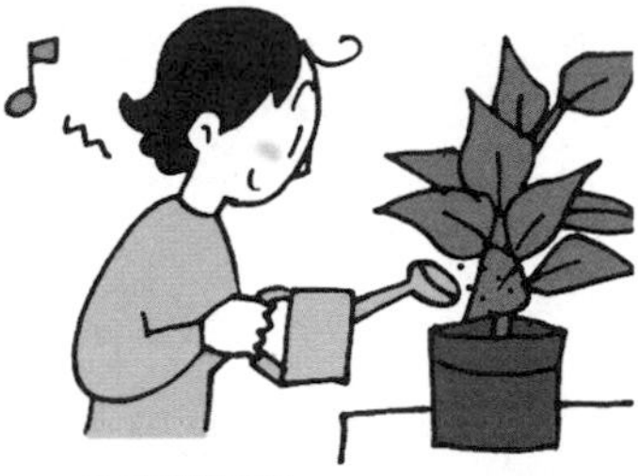
●休閒活動

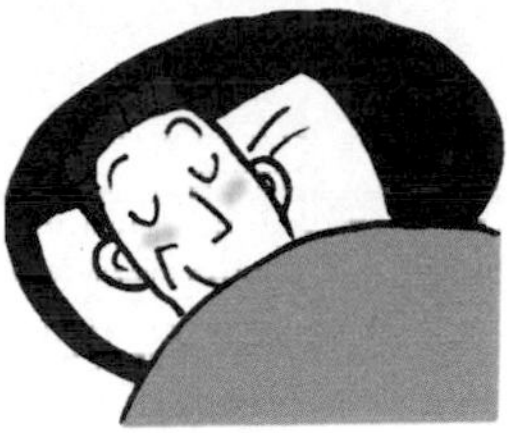
●睡眠

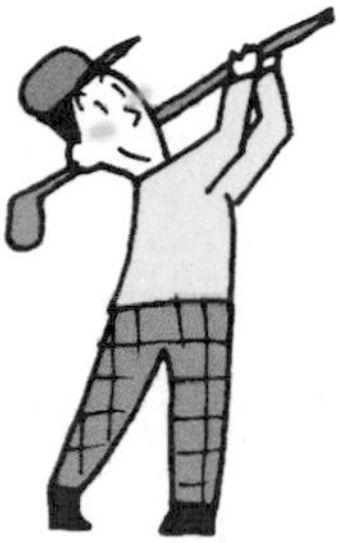
●心情轉換

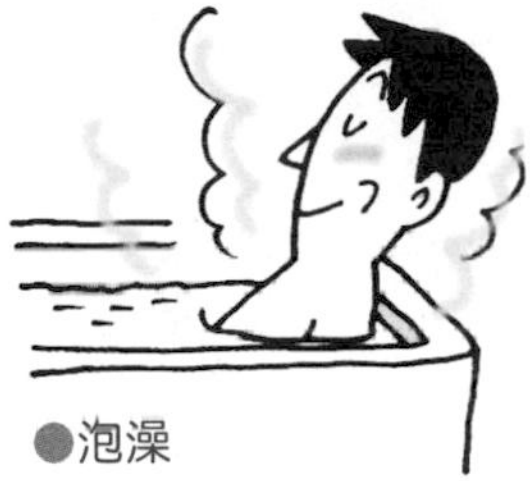
●泡澡

示，睡眠不足是促使高血糖及高血壓惡化的重大因素。睡眠何其重要，但現代人的睡眠品質卻是一落千丈。請不要再過夜貓族的生活型態，按時起床，沐浴晨光，保持規律的睡眠週期吧（參考第一四四頁）！

●泡澡放輕鬆

泡澡是消除疲勞的特效藥。如果每天都能悠哉悠哉地泡一個舒舒服服的澡，不僅身心得到放鬆，積聚不去的壓力也會煙消雲散。泡澡時，浴室要保持溫暖，可以的話，讓心窩以下的身體整個浸泡在三七～四〇℃的熱水裡。花二、三十分鐘慢慢地泡，可以有效刺激副交感神經，獲得療癒身心的效果。

我們還可以在浴缸裡滴上幾滴具有舒緩作用的精油（芳香療法），譬如薰衣草精油等等，也是一種有效的紓壓方式。

轉換心情是必備的健康良「鑰」

108 尋常如散步、聊天、卡拉ＯＫ，也都是很好的紓壓方式

講到消除壓力，運動、興趣都是很好的方法，不過，對於整天在職場、家庭忙進忙出的現代人來說，似乎不是輕而易舉就辦得到。很多人沒有錢也沒有閒，更沒有培養一個像樣的興趣，唯一擁有的只是為工作奔波的生活，而且就這樣一晃眼來到了中年，不是嗎？

只會在家看電視、外出上居酒屋，找不到時間去旅行、沒有機會享受運動樂趣的人，是不是就此無法排解壓力了？答案是否定的，只要用點小技巧，配合自己的喜好和生活條件，一樣可以有效地消除壓力，以下便提供幾個技巧。

●**散步**　放假的日子，無論多累、多想睡，都請到外面走動吧。即便只是壓馬路、逛公園，也會使心情豁然開朗。

●**親近大自然**　雖然沒辦法去大山大水處，不過，到離家不遠的郊山和公園踏青應該不是難事。請養成休假日到戶外休閒的習慣。

●**給自己一個獨處的空間**　附近公園某處的長椅、車站前咖啡店某個靠角落的位置……，找一個自己喜歡的地方當成自我專屬的指定席，忙裡偷閒享受一個人的時光。

●**欣賞音樂**　音樂具有宏大的療癒效果。不論是民謠、爵士樂、古典音樂、流行歌曲都無妨，選擇自己喜歡的音樂用自己喜歡的方式，享受音樂帶來的樂趣。

●**大聲發洩**　碰到唱卡拉ＯＫ或觀看運動比賽等時候，不妨引吭高歌或放聲加油，因為盡情嘶吼對消

除壓力具有絕佳的效果。

●香味減壓　利用香氣消除壓力是一種既簡單又有效的選擇。何不讓自己放假日或下班後在香氣中釋放一天的壓力？

只是散散步、聊聊天，也能紓解壓力

▶配合自己的喜好和生活條件，為身心充電

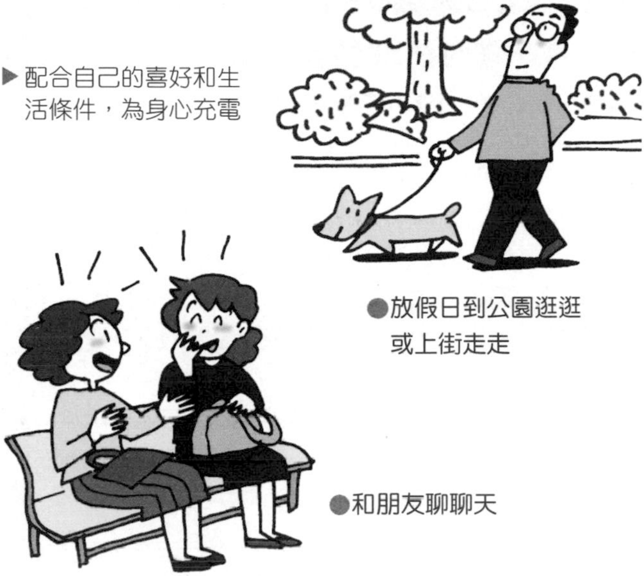

●放假日到公園逛逛或上街走走

●和朋友聊聊天

●烹飪　即使是遠庖廚的男性朋友，也可以在假日進廚房大展身手，對轉換心情有正面的幫助。如果能找來三五好友一聚，更是減壓的好管道。

●找朋友聊天　不管有事沒事，朋友約在一起邊聊天邊享受快樂時光，光是這樣就可以化解壓力了。

●加入社團　平常有什麼想要培養的嗜好或興趣嗎？不妨參加社區或地方政府舉辦的捏陶、舞蹈或吟詩作對等社團，踏出邁向興趣的第一步。

●飼養小動物　人養養小狗、小貓、小鳥、金魚等等，說也奇怪，臉上的笑容居然會變多，而且心靈會更豐富。飼養小動物絕對是值得推薦的紓壓方法之一。

●捻花惹草　沒有庭院、田地也無妨，只要利用陽台或廚房的一個小小角落，就可以種花、種香草植物了。令人驚訝的是，養花蒔卉會成為生活中的一種激勵。

名醫小講堂

不僅是中高齡者，年輕族群也要注意科技帶來的焦慮（technostress）

平成 20 年（西元 2008 年）全日本八成以上的電腦普及率，意味著我們遭逢了科技的急速發展，很多上班族出現了所謂的「科技焦慮」，科技焦慮已成為嚴重的問題。

所謂的「科技焦慮」是指職場上伴隨著快速的 E 化而產生的緊張與壓力。有些適應不良的人，甚至於會造成莫大的心理障礙。

之所以出現科技焦慮，最常見的原因就是無法順利操作電腦等相關設備。光是因為操作不順，導致工作多所阻礙，就足以累積沉重的壓力。已有多份研究報告指出，中高年齡層最常出現科技焦慮，很多人覺得 E 化完全否定了他們累積到現在的職涯經驗，也有人表示一進公司，坐在電腦前面，就感到心情惡劣。

用起電子產品得心應手的年輕世代，也有科技焦慮的傾向。最典型的現象包括一天不上網，就感到心神不寧；為了上網，置工作於不顧；成天掛網、足不出戶的網路成癮症、OA 重度依賴症（OA，Office Automation，辦公室自動化）以及長時間使用電腦造成頭痛、腰痠背痛、乾眼症等身體不適的 VDT 症候群❶等等。

我們必須要有自覺，自身所處的環境充滿了嚴苛的考驗和強大的壓力，要隨時提醒自己設法、積極地消除壓力。

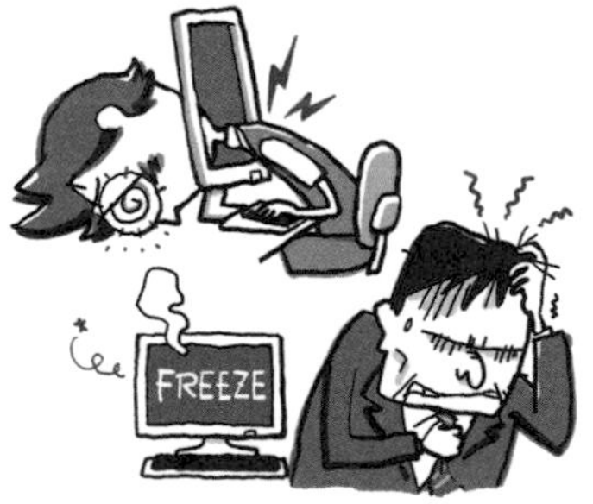

❶：VDT是Visual Display Terminals的簡稱，泛指電腦、手機及電玩等顯示器。

7

重新調整生活型態可控制血糖值

檢視你的「生活調整需求度」！

以下幾個自我檢測指標當中，符合敘述者請打勾，每勾選一項算一分。

□早上起床的時間不一定
□如廁時間不一定在早上
□沒有午睡的習慣
□喜歡甜食，怎麼也改不掉吃點心的習慣
□不喜歡泡澡，常常隨便沖一沖
□很少在晚上 12 點以前上床睡覺
□晚上不睡覺，早上爬不起來，一直過著夜貓子的生活
□睡眠時間不足
□想戒菸卻戒不掉
□工作很忙，生活不規律

【評分】

○總分超過 8 分（含）以上

你目前身心的負擔很大，正過著使血糖值加速上升的生活。請重新審視自己的生活習慣，及早改變現狀。

○總分在 4 ～ 7 分之間

現代人一般的生活型態。不久的將來，有可能要面對高血糖的危機。請從做得到的地方開始改善。

○總分在 3 分（含）以下

你目前的生活習慣沒有什麼大問題。不過，有勾選抽菸和睡眠不足項目的人要注意，切勿掉以輕心。

當務之急是全面檢視目前的生活習慣

109 為工作奔波的現代人隨時都有得到糖尿病的可能

我們在前面幾個章節中，從改變飲食、運動開始，講到如何因應壓力，逐一點出生活當中的各種問題及應注意的地方。很多人看了都忍不住感慨：

「很難改，幾乎沒有一項辦得到。」

儘管健康檢查明確指出血糖值偏高，自己也心知肚明屬於糖尿病或糖尿病前期的高危險期，但要在一夕之間變成模範生，的確不可能，再說職場環境也未必允許。若是不這麼做明天就性命難保的病例，當然不能拖延，但若只是血糖值偏高的話，也就少了一點急迫性。再加上沒有疼痛、不適感等自覺症狀，我們很容易就會因為疏於自我管理而使一切努力前功盡棄。

而且，現代人大多忙於家事和公事，從某個層面來看，是犧牲健康來成就生活。來自於養兒育女、家庭、工作及人際關係等內、外部的壓力，向來都是毫不留情地攻擊我們。就現狀而言，任何人、任何時候得到糖尿病或糖尿病前期，一點都不奇怪，而我們現在正在過這種生活。

110 先改掉3個讓自己最介意的生活習慣

我們究竟該怎麼做呢？就依照本書提到的問題點，重新檢視生活習慣，從找出自己在生活上的問題開始吧。自己究竟過著何等不健康的生活？我們必須先要有這層自覺，才能從裡面挑出三個自己最介意的不良習慣，接著便是傾全力改善。

改善生活習慣要從自己辦得到的地方開始

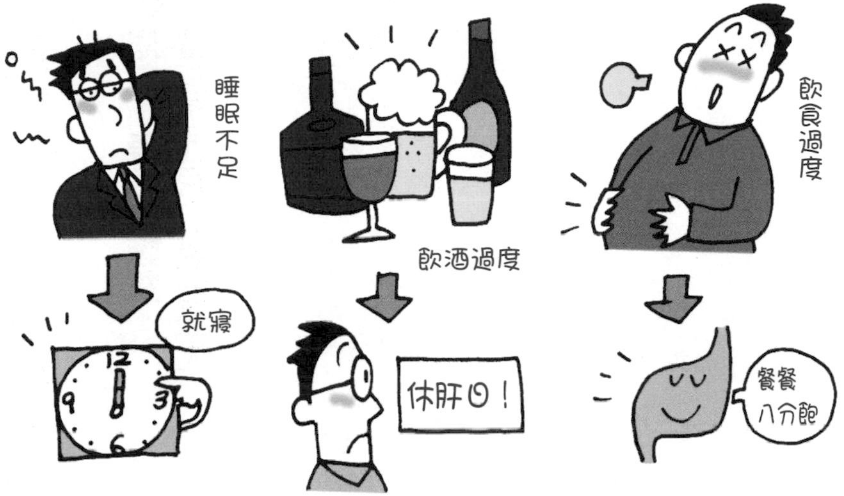

▶ 要改的不良習慣有 5 個、6 個，但只要先從裡面挑出 3 個，集中火力改善。這樣的做法雖不完全，效果卻出奇的好

舉例來說，假設某人認為自己最需要改變飲食過量、飲酒過度以及習慣熬夜導致睡眠不足這三點。那麼，他可以身體力行①餐餐八分飽，戒掉點心時間；②盡量少喝酒，每週設兩天休肝日；③養成晚上十二點前一定上床睡覺的習慣。即便還有很多其他不好的、必須改正的生活習慣，也暫且放在一邊，未來一個月先只針對這三點全力去改善。

上述的做法的確十分「不完全」，但它的效果卻是好得驚人，已有許多實例表明，實際執行以後，獲得了血糖值大幅下降的效果。更重要的是，一次雖然只改三點，不過一旦變成習慣，一個月以後，挑戰其他課題的意願通常會油然升起。

就從自己辦得到的地方開始改起，養成自己的健康意識，毫不勉強地邁向下一個課題。

抽菸會加速併發症的發生，糖尿病人應立即戒菸

111 尼古丁等有害物質會加速血管病變的發生

一支點燃的香菸會釋放出四千多種有害的化學物質，其中以尼古丁、焦油及一氧化碳對健康的危害最大，被稱為香菸三大殺手。

尼古丁可怕的地方在於它是一種被認定的劇毒，只要極其微少的量就可以致人於死，對成人的致死量為每一公斤的體重大約一毫克即已足夠。尼古丁會促使血管收縮，是引起高血壓和心肌梗塞的重要因子；它還會令吸菸者上癮，是造成菸癮的元凶。

焦油含有多種致癌物質，可導致包括肺癌、喉癌和食道癌在內等多種癌症。據統計，每天抽超過一〇支香菸者，肺癌發生率提高四倍；如果每天抽超過五〇支，肺癌發生率提高一五倍。

一氧化碳是一種有毒氣體，當一氧化碳進入血液後，會和負責攜帶氧氣的血紅素結合，導致血液攜氧能力降低，使體內形成慢性缺氧的狀態。

由上可知，香菸匯集了所有對健康不利的因子，而且，香菸對糖尿病及糖尿病前期也有不良的影響。

如同我們在第一章說過，糖尿病及糖尿病前期會增加血管併發症的風險，這一點剛好和香菸帶來的危害相同。血糖值高的人如果有抽菸習慣的話，可想而知併發心肌梗塞、腦中風、糖尿病腎病變、糖尿病視網膜病變以及下肢阻塞性動脈硬化等血管病變的風險會高出更多。

112 戒菸門診是有力的後援 不要害怕失敗，儘管勇敢挑戰

不要認為戒不了菸就放棄戒菸，有抽菸習慣的人只需下定決心去嘗試。現在很多醫院都設有戒菸門診，缺乏自信的人可向其求助，在專業醫生的正確指導下，借助有效的戒菸方法，比如尼古丁貼布、戒菸口香糖等，為戒菸者提供穩定的尼古丁，以緩和停止抽菸所引起的戒斷症狀。而當戒菸者感到挫折、沮喪的時候，醫師也會給予鼓勵與叮嚀。

沒有戒不了的菸。一旦下定決心戒菸，要做的便是用自己的方式對付想抽菸的念頭。遇到想抽菸時，可以含顆糖果、嚼口香糖、喝杯冷開水、吃幾片切碎的昆布等等。除此之外，也可以刷刷牙或出去散個步。其他方式如規定自己在家、在辦公室時不抽菸，不邊走路邊抽菸等，逐漸限縮抽菸的場所，也會達到戒菸的目的。

在戒菸的路上不用擔心失敗，第一次戒菸就成功的人屬於少數中的少數，很多人都是在第三次、第四次才成功擺脫香菸，而歷經十次以上才戒菸成功者也大有人在。所以，用「輕鬆」的態度挑戰戒菸，不要怕屢戰屢敗，只要堅持屢敗屢戰。

香菸的「三惡」

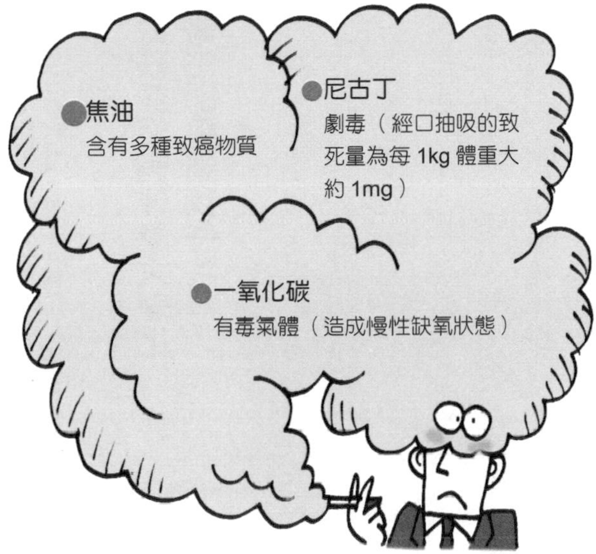

醫生說我應該「住院接受衛教指導」

113 身體並沒有什麼大變化 醫生卻建議我住院

被診斷出糖尿病的人當中，有些人會被建議住院若干日。即使是沒有出現任何糖尿病特有症狀的人，也有可能被要求住院。

就糖尿病來說，住院的目的並不是為了要做具體的治療，而是為了讓病人對糖尿病本身有基本的了解，讓他們知道如何與糖尿病和平共處。我們稱此為「住院教育」，也是健保給付的項目之一（註十一，見第一七一頁）。

生活型態的改善在整個糖尿病治療過程中，占很重要的一部分。住院教育不但能夠幫助病人具體了解糖尿病的本質，同時也可利用住院的機會詳細替病人檢查、評估病情，為今後的醫療提供有用的參考資訊。

不同的醫療院所有不同的住院教育療程，不過，住院時間大抵都是三天兩夜、一星期或兩星期。

114 如果醫生建議住院教育 應排除萬難配合

我們常聽說：「糖尿病的主治醫生就是病人本身。」糖尿病治療的基本原則在於生活型態的改善，倘若病人自己不起身行動，改進生活型態如何能夠完成？醫師和護理人員純粹是協助的角色，能夠讓醫病雙方兩人三腳真正同心、相輔相成的機會，就是住院教育。

因此，當醫生提出「可以住院嗎？」的要求時，應排除萬難，配合醫生的安排。

糖尿病的住院教育課程（以住院 2 週為例）

＊專為糖尿病設計的住院教育課程，因醫療院所不同而不同。不過，整體來說，讓病患對糖尿病有基本的認識，並且教導病患學習如何自我管理血糖值，同時確認病患的病情、症狀等重點，是所有的醫療院所都相同的

	星期	上午	午餐	下午
第1週	一	●住院教育的方針 ●入院時檢查（胸部 X 光、尿液檢查、心電圖 等）	—	●課程：關於糖尿病（講師＝醫師）
	二	● 24 小時尿液檢查（上午 10 點至隔天早上 10 點） ●血液檢查	食譜說明	●課程：「食物代換表」的使用方法①（講師＝營養師） ●步行
	三	●課程：飲食控制的觀念（講師＝醫師）	食譜說明	●課程：「食物代換表」的使用方法②（講師＝營養師） ●步行（以下每天都有步行安排）
	四	●課程：運動的知識及實際運用（講師＝醫師）	食譜說明	●課程：調味料和鹽分的攝取方法（講師＝營養師）
	五	●課程：藥物治療的知識（講師＝醫師）	食譜說明	●課程：油脂的攝取方法（講師＝營養師）
	六、日	外宿		
第2週	一	●課程：血糖控制的指標及目標（講師＝醫師）	食譜說明	●課程：糖尿病的併發症①（講師＝醫師）
	二	●課程：糖尿病的併發症②（講師＝醫師）	食譜說明	●課程：如何健康外食？（講師＝營養師）
	三	●課程：及早發現併發症的必要性（講師＝醫師）	食譜說明	●課程：糖尿病的具體飲食計劃（講師＝營養師）
	四	●課程：足部護理、正確的刷牙方式、預防感染的方法（講師＝護理師）	食譜說明	●課程：自己做餐點（講師＝營養師）
	五	●課程：生病期間（參考第 164 頁）的應變方法（講師＝醫師）	食譜說明	●學習及討論：糖尿病和人生（講師＝醫師、護理師、營養師）
	六	●出院時檢查（主要是血糖檢查等血液檢查）	—	—

＊檢查項目除上述以外，醫師也會視需要替病人加做血糖值日差變動檢查（tages）或其他個別化的檢查

「早、中、晚15原則」幫助我們一覺到天亮

115 早上起床時間固定 有助於擺脫夜型生活

對維持健康、安定情緒而言，睡眠是極其重要的一環。會妨礙睡眠的因素原本就很多，再加上充滿壓力以及經常熬夜的生活型態，更是助紂為虐。

人如果長期熬夜，導致體內的生理時鐘受到干擾，久而久之便會像夜行性動物一樣，只能在夜間活動。已知經常熬夜不僅會帶給身體不良的影響，還會造成精神上的負擔，使人出現憂鬱症等。

包括習慣過夜生活等作息不規律的人，有必要調整生活型態，趁早回歸常態。最有效的方法就是定下早上起床的時間，並且嚴格遵守。比方說決定早上七點起床，以後只要每天確實做到，生理自然而然地就會想在晚上十二點以前上床休息。即便碰到熬夜加班、打亂睡眠的日子，也只需堅守起床時間，作息很快就能夠恢復正常。

116 了解睡眠週期為90分鐘 並養成睡眠習慣

人類的睡眠又分為熟睡期的「非快速動眼期睡眠」以及淺睡期的「快速動眼期睡眠」，兩個合起來就是一個睡眠週期，通常為時九十分鐘。這兩個睡眠會交互循環出現，構成我們一個晚上的睡眠。我們正好可以利用九十分鐘的睡眠週期作標準。

也就是說以九十分鐘為單位，來決定起床及睡眠時間。例如晚上十一點就寢，經過五個九十分鐘以後，來到早上六點半。我們可以定六點半起床，該晚的睡眠時間便是七個半鐘頭。

「早、中、晚 15 原則」幫助我們一覺到天亮

早	①盡可能早起
	②維持固定的起床時間
	③起床後，立刻曬曬早上的太陽
	④確實吃早餐
	⑤不要東拖西拉，應開始工作或做家事
中	⑥午餐時間要固定
	⑦小睡 15 ～ 20 分鐘
	⑧做柔軟體操或步行
晚	⑨最慢 9 點以前，一定要吃完晚餐
	⑩泡個熱水澡
	⑪看書或聽音樂等，放鬆一下
	⑫視自己的喜好，來一杯熱牛奶或花草茶
	⑬入睡前應將臥室燈光調暗
	⑭上廁所
	⑮ 12 點以前上床睡覺

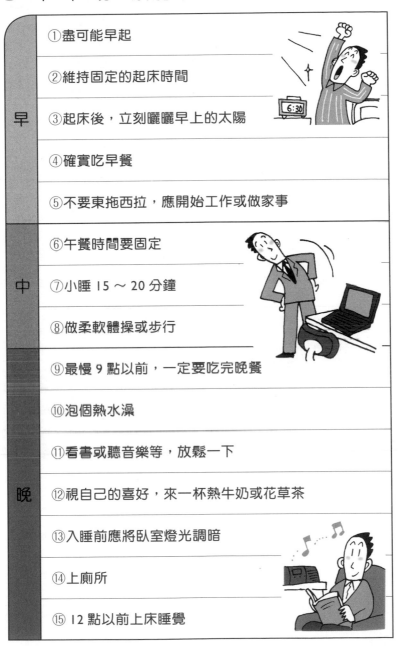

消滅自由基，確保血液循環暢通無阻

117 自由基使身體生鏽 促使動脈硬化加速形成

現代人在飲食西化的影響下，攝取到越來越多脂肪，又因為嗜吃甜食和水果的關係，也吃進越來越多砂糖和果糖，可是，現代人卻長期運動不足，這些因素加起來，使得高血糖、高血脂的人口暴增，大家的血液都變得黏稠混濁了。高血糖、高血脂都是會傷害血管的疾病，千萬不要輕忽大意。我們必須經常保持血液循環的順暢。

關於飲食和運動，雖然我們已經在前面做過詳盡的說明，不過，日常生活中，仍然有很多令人意想不到的「伏兵」，需要我們再三小心。

自由基就是最大的伏兵。最近，到處都人有在談論自由基，聽過它的讀者應該也很多。簡單的說，

自由基就是潛伏在人體內，性質十分凶狠的氧。自由基的「大惡」在於它會攻擊細胞，使細胞發生氧化，降低我們的身體機能。

所謂的氧化，其作用就如同蘋果切開一段時間後變黃或是咖啡色一樣，說明白點，就是指「生鏽」。

人體中存有越多自由基，身體就會生鏽得越厲害，細胞也會衰老得更快、更嚴重。更恐怖的是，自由基還會傷害血管，加速動脈硬化形成。對血糖值偏高的人來說，可說是同時抱有兩個會引起腦中風和心肌梗塞等重大併發症的危險因子。相反的，由於血管受損是高血糖的主要症狀之一，因此，只要消除自由基，就可以抑止高血糖併發症的發生。

壓力、抽菸和紫外線被認為是促使自由基大量出現的三大凶手。我們已針對壓力和抽菸另做說

促使大量自由基產生的三大凶手

壓力	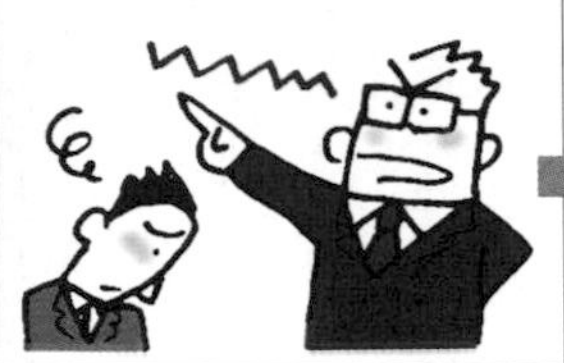	感到壓力時，不妨外出散散步或找人聊一聊，配合自己的興趣和生活習慣，找出轉換心情的方法消除壓力
抽菸	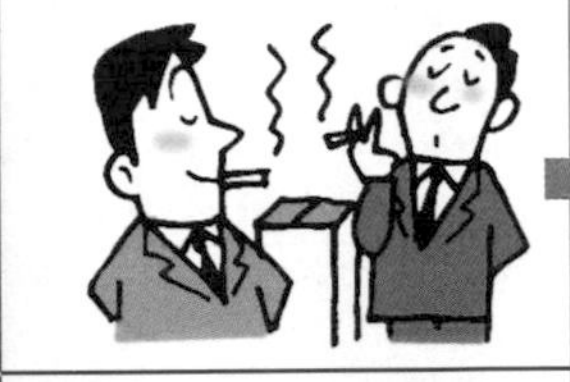	想要第一次戒菸就成功，是件困難的任務；但，只要抱著非戒不可的心態，一再挑戰，必能成功
紫外線	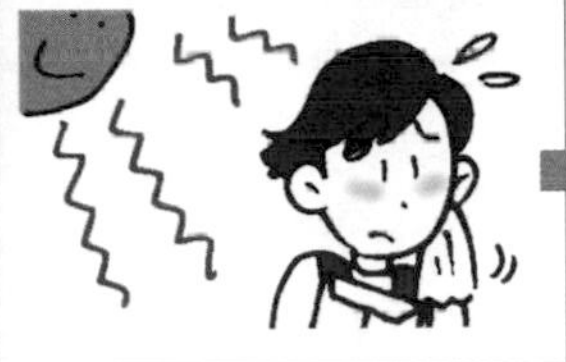	在紫外線量較多的季節（4～9月），外出時別忘了塗防曬乳、戴帽子等防曬措施

明，大家可參考相關章節。至於紫外線這一點，特別是男性朋友平常並沒有使用陽傘或防曬乳的習慣，應多加注意。每年從四月到九月這段期間，日照強烈，紫外線量最多，因此，外出活動時有必要戴頂帽子等等，以減少紫外線曝曬量。

118 每天喝2公升的水防止血液黏稠

補充水分是防止血液黏稠的有效對策之一。譬如在大熱天打高爾夫球，由於流汗多水分蒸發快，與開打之前相比，血液濃度在打完球後會迅速上升。夏天做運動就不用多提了，平時也要留心多補充水分，這樣才能保持血液循環順暢。

持續偏高的血糖是感染症的溫床

119 血糖狀況控制不理想 抵抗力剩一半

持續偏高的血糖會使白血球功能變差、抵抗力變弱，容易造成細菌感染。研究報告指出，當血糖控制不良，血糖值長期超過二〇〇mg／dℓ以上時，抵抗力只剩下正常人的一半。

人的抵抗力一旦變弱，易感染卻不易治好，且感染會降低胰島素的作用，使血糖不斷失控。

血糖失控又使身體的抵抗力變得更弱，這麼一來，又加重了糖尿病和感染症的病情……。假如不妥善處理、及時控制好血糖值的話，恐怕會導致難以收拾的感染重症。

雖然糖尿病前期的病人還不至於發生太過棘手的感染問題，不過，已經被診斷出有糖尿病的人，

一定要注意再注意。

120 高血糖引發的感染多到不可勝數

說到感染，除了素有萬病之源稱號的感冒之外，還有千百萬種。人體若持續處於高血糖狀態，很容易被感染。一旦遭受感染，如果處理不當，就可能使得其他感染接踵而至。

因高血糖狀態而發生的足部感染，最壞狀況是截肢（參考第一五二頁）。為減少感染的發生，嚴格控制血糖並維持血糖穩定，比什麼都重要。為提高抵抗力，均衡營養也是必備的條件。

有一點要特別呼籲，無論糖尿病患者再怎麼努力，也無法保證絕對不會發生感染。萬一被感染了，必須正視問題，盡早接受診斷和治療。

糖尿病常見的感染

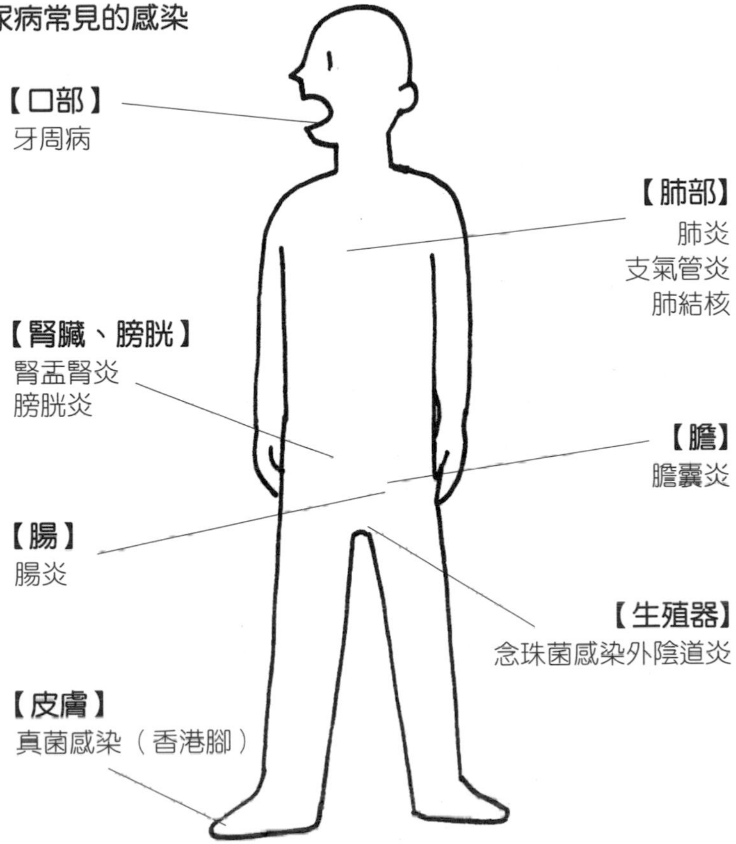

如何預防感染？

- 確實控制血糖
- 注意營養均衡
- 保持身體清潔
- 維持生活規律
- 充分睡眠與休息
- 傷口再小也要徹底治療
- 做好預防感冒及流感的工作
- 一旦被感染，應立即接受治療

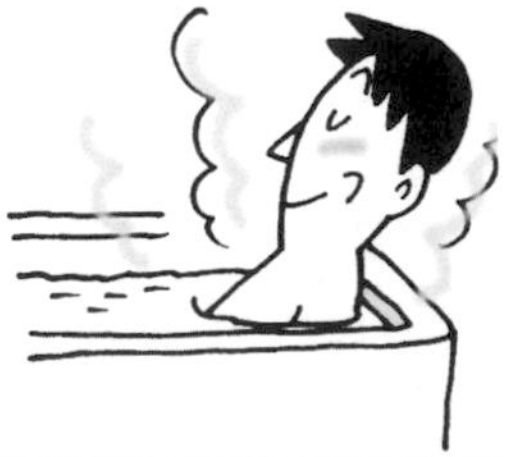

糖尿病人應謹守「3、3、3＋1」的潔牙原則

121 高血糖狀況越久，越容易出現牙周病

牙齦炎和牙周炎等發生在牙齒四周的齒肉感染，統稱為「牙周病」。如同我們在前一節中提到，糖尿病患者由於抵抗力較弱，常伴有嚴重的牙周病。

糖尿病患者缺齒的人很多，整口假牙的人也不少。這都是對牙周病掉以輕心所留下的後遺症。

即使是沒有糖尿病的人，如果不注意口腔護理，一樣很容易得到牙周病。所以，糖尿病前期及糖尿病患者更需要徹底做好口腔清潔的工作。此外，牙垢及牙結石一向是細菌的溫床，應定期至牙科診所洗牙。我們平常用牙刷刷牙，並無法去除牙結石。

122 刷牙的原則是每天「3、3、3＋1」

當醫護人員為糖尿病患做口腔護理的衛教指導時，有些病患會自信滿滿地說：「我早晚都有確實刷牙。」其實，早、晚各刷一次牙，並不足夠。

關於每天都要做的刷牙動作，我們對糖尿病患的建議是「三、三、三＋一」。也就是「三餐飯後三分鐘內刷牙，每次刷三分鐘，並且睡前再刷一次」。如果三餐中間有點心時間，同樣的，吃完後也要刷牙三分鐘。只有做到上述的原則，才稱得上足夠。

刷牙的方法也很重要。該挑選什麼樣的牙刷？該如何使用牙刷、牙間刷等等，建議親自到牙科診所接受醫師的指導。

123 到牙科門診時，應告知糖尿病的病情

糖尿病患到了牙科門診，有時候會被問到血糖控制的情況。假設血糖控制得不是很理想就貿然拔牙，或因應需要進行切開手術，由於傷口並未縫合，有可能使細菌自該部分侵入，或傷口遲遲不癒合，或因傷口感染而引發敗血症。

當醫師詢問起糖化血色素A1c值（參考第三六頁）的相關訊息時，病患必須正確回答。必要時，應先請教牙醫師和糖尿病主治醫師的意見再進行治療。

如何選擇及使用潔牙用品？

牙刷

- 選擇刷頭小的牙刷，比較容易刷得到牙齒的死角
- 刷毛不宜太硬

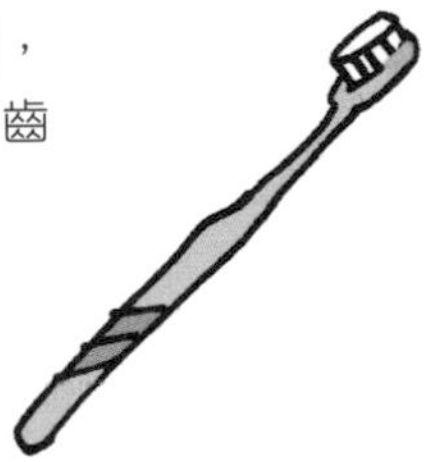

牙間刷、牙線棒

- 選擇方便、好用者即可
- 建議隨身攜帶，即使在外面也能馬上拿出來使用

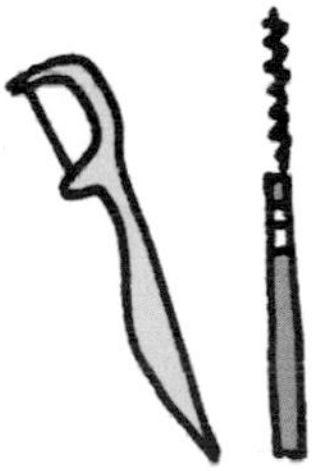

牙膏

- 挑自己喜歡的種類即可。不用牙膏也無妨
- 盡量找不含研磨劑成分的牙膏

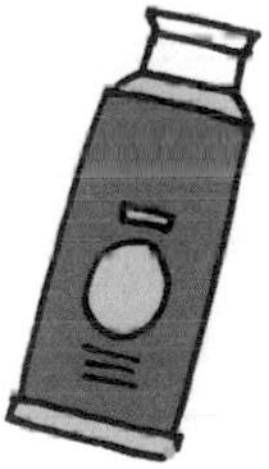

漱口水

- 不方便刷牙時的替代方案
- 可隨身攜帶小瓶裝的漱口水，以便外出時的不時之需
- 漱口水不能取代刷牙

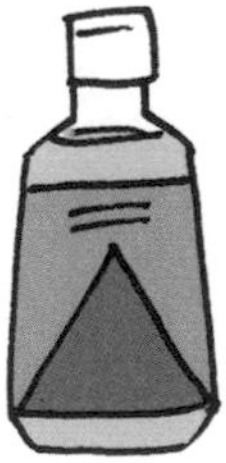

糖尿病人為什麼需要做「足部照護」？

124 得了糖尿病卻置之不理 嚴重時必須截肢

所謂的足部照護，就是照顧好雙腳的意思。讀者應該聽過因得糖尿病而雙腳不保的病例吧？糖尿病患平時必須照顧好自己的雙腳，就是為了避開截肢的風險。

我們在第一章的第三二、三三頁介紹了糖尿病常見的併發症。一旦糖尿病患出現神經病變及阻塞性動脈硬化，那麼，一個很小、很小的足部外傷就會變成導火線，成為細菌繁殖的溫床，傷口因而嚴重化膿。如果再不妥善處理，接著就會發生潰瘍。這就是演變成「截肢」厄運的原因。

假如不是病情相當嚴重、併發症接二連三出現的糖尿病人，尚不至於走到這一步。因此，糖尿病前期的患者不會有截肢的問題。但，若不把高血糖放在心上確實控制，很快就會面臨截肢的厄運。

125 一點點小傷也要徹底治療

足部照護的重點只有一個，那就是每天都要仔細看一看雙腳。除了顯而易見的刀傷、刺傷以外，其他如雞眼、厚繭、香港腳、鞋子磨腳擦傷以及低溫燙傷等，也都不可以放過。

如果發現任何外傷，即使是很小、很小的傷口，也要徹底洗淨、消毒、上藥，直到治好為止。只有治療到傷口癒合結痂，並且自然脫落，才是所謂的「治好」。

糖尿病患如何寶貝雙腳？

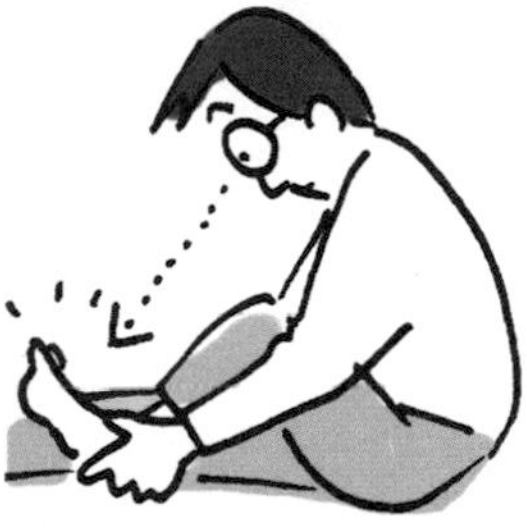

▶ 每天都要仔細檢查自己的腳

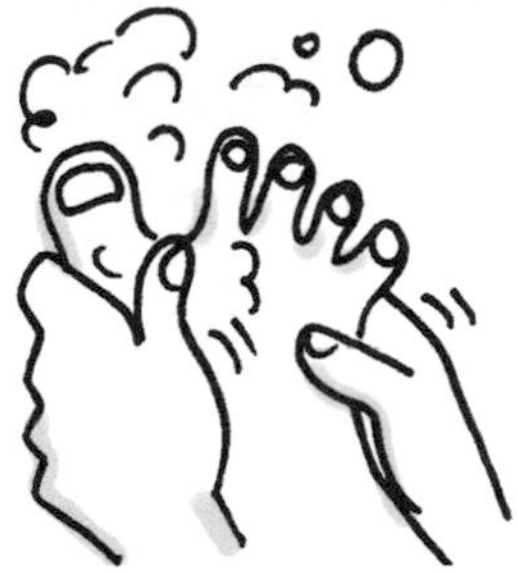

▶ 每天要洗腳，尤其是腳趾縫更要徹底洗乾淨

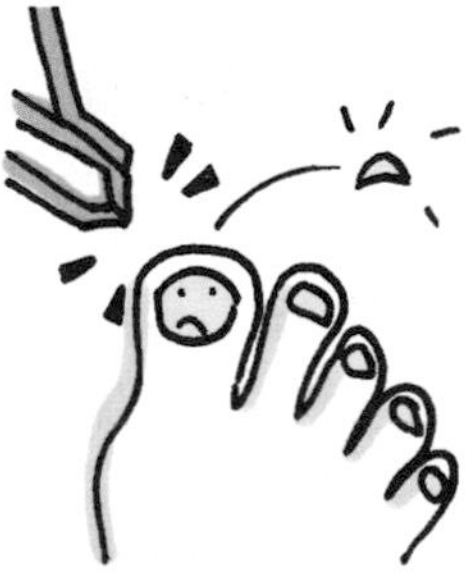

▶ 腳趾甲不要剪得太短、太深

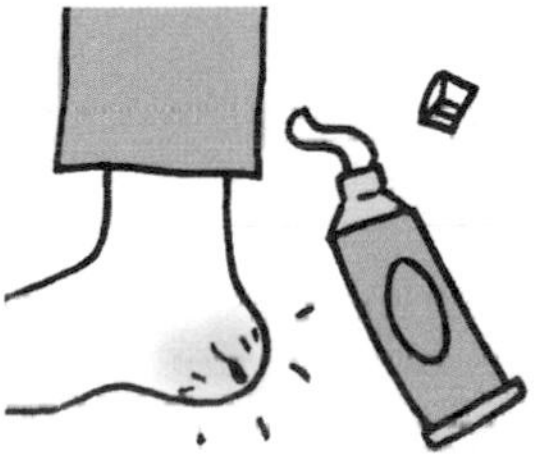

▶ 腳後跟等容易龜裂的部位，要擦上乳液適時保濕

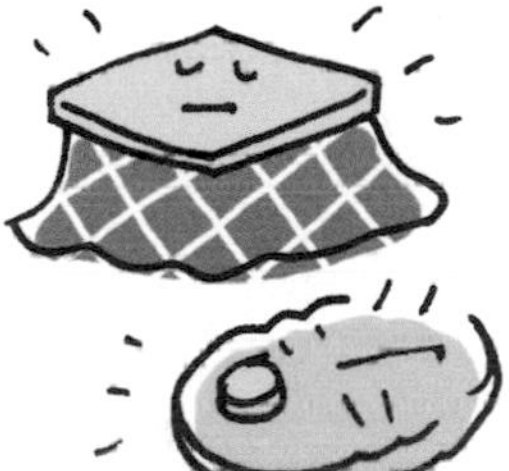

▶ 使用電熱桌、熱水袋時，要小心低溫燙傷

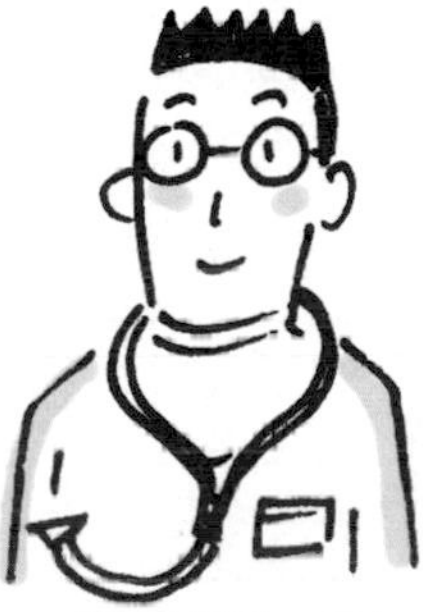

▶ 一覺得不對勁，馬上請教主治醫師

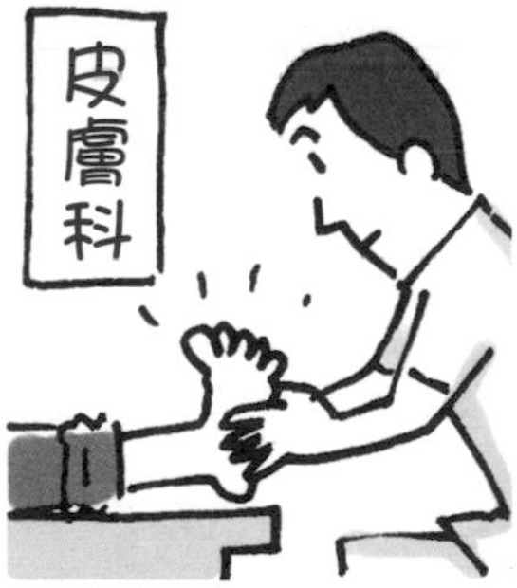

▶ 雞眼、厚繭、香港腳等問題，必須找皮膚科醫師處理

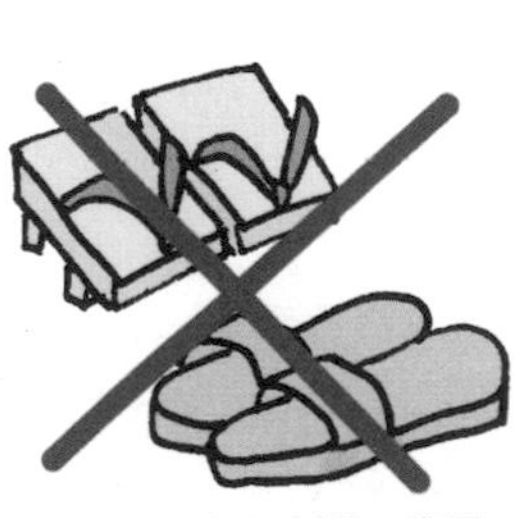

▶ 鞋子一定要合腳，盡量不要穿拖鞋和涼鞋

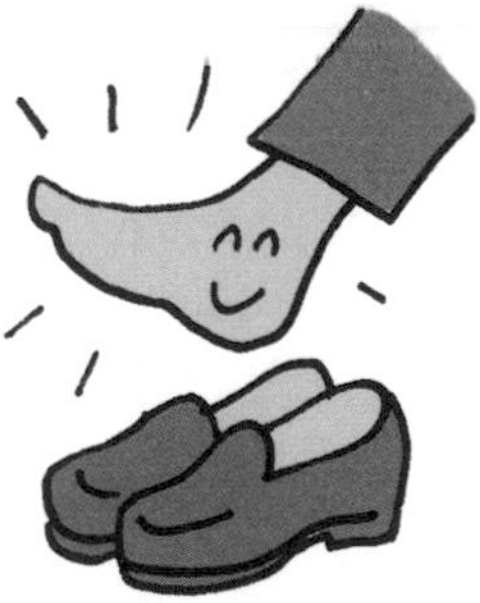

▶ 先穿襪子再穿鞋

名醫小講堂

旅行期間別喝太多、別吃過頭，記得早上散散步

旅行是紓壓的有效良方之一，建議多製造機會到外頭走走。只是，旅行時有幾件事仍然需要我們留心 、注意。

要知道越是悠哉悠閒的「快樂旅行」，越容易令人怠惰懶散，使人完全擺脫平日的約束。

旅行途中，美食是一餐接一餐，一不注意就吃太多；第二天又不需要工作或操持家務，一不小心就喝過頭。而且，飯店裡的溫泉設施也沒有使用次數的限制，人的身體和心理很容易陷入完全鬆懈的狀態。

難得出遊，難免會有「偶爾輕鬆一下沒關係」的心態。一晚、兩晚倒無所謂，但若是超過兩晚以上，好不容易建立起來的良好飲食和運動習慣，就要毀於一旦，戛然而止了。

結果，一趟旅行下來，血糖值和體重大幅上升，很多人回家後忙著減重、降血糖，十分辛苦。已經有糖尿病的人更是要付出加倍心力。

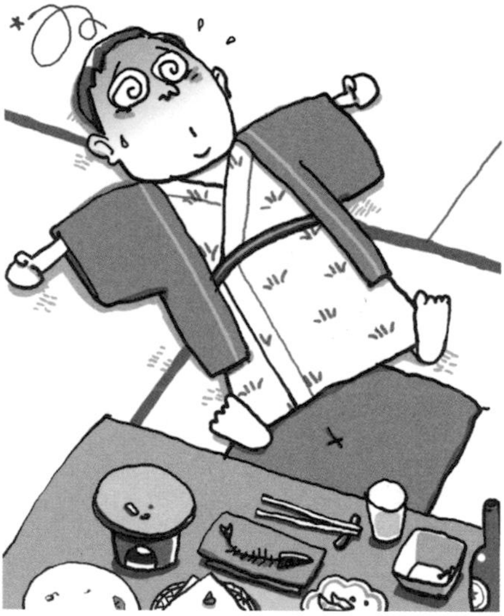

旅行途中還是有幾個最基本的生活習慣要守住，那就是「酒別喝太多、三餐別吃過頭，記得早上在飯店附近散散步。」

8

認識糖尿病及糖尿病前期的最新治療方法

檢視你的「治療接受度」！

以下幾個問題當中，符合敘述者或認為正確者請打勾，每勾選一項算一分。

□按時服藥，不會忘記
□嚴守醫師的指示，不會任意增加或減少藥量
□不會自行判斷，擅自改變服藥的時間及用量
□不能為了降低檢查數值，就弄亂自己的生活步調
□從不認為正在吃藥、打胰島素的自己很可憐
□對於別人大力推薦的民俗療法，也會抱著持疑的態度
□自己一點一滴的努力遠勝過任何偏方
□自己會踴躍參加病友會等活動
□如果對醫生的指示有任何疑問，會詢問清楚，直到理解為止
□看病治病時，應該與醫生建立信任關係

【評分】

○總分在 5 分（含）以下

兩人三腳絕對無法建立起自己和醫生之間的信賴關係。再次確認治療的意義和目的是有必要的。

○總分在 6 ～ 9 分之間

關於治療問題，有自己的想法是一件好事，但絕對不能自行判斷。請再加強與醫生之間的合作關係。

○滿分 10 分

身為一個患者，你已盡到自己應盡的責任。別忘了繼續調整生活型態，擊退糖尿病前期及糖尿病。

改變生活習慣才是治療糖尿病的基本原則

126 穩定血糖的兩大支柱 始終都是「飲食」和「運動」

無論是糖尿病前期或是糖尿病，其本質徹頭徹尾都是生活習慣病，因此，改善生活習慣正是控制血糖的第一步。具體的說，就是要改變「飲食」和「運動」，使其成為穩定血糖的兩大支柱。留心我們在前面提到的要點，如果能夠拿出毅力控制飲食並持續規律運動，絕大多數屬於糖尿病發病前之高危險群階段的人，也能夠將血糖值控制在正常範圍內。

此外，即使是糖尿病患，只要能夠確實地進行飲食控制和規律運動，也有半數的患者可以改善血糖控制，過著和正常人一樣的生活，無需擔心可怕的併發症。

不過，當糖尿病人的血糖一直控制不好時，就要開始進行藥物治療。所謂的藥物治療，望文生義便知道是一種利用藥物盡可能將血糖值控制在正常範圍內的治療方法。降血糖藥物治療包括口服抗糖尿病藥以及注射胰島素兩種。

只有在病人努力改變飲食習慣，同時持續運動，卻遲遲無法達成控制目標時，才會開始使用口服藥物。

當使用口服抗糖尿病藥仍無法控制血糖以及胰島素分泌極端不足、高血糖狀態持續惡化、具高度併發症危險、已經出現併發症，為防止該症狀惡化等時候，就要考慮注射胰島素。

127 即使靠藥物控制血糖，正確飲食及持續運動仍不可少

糖尿病的藥物治療必須以飲食和運動為前提

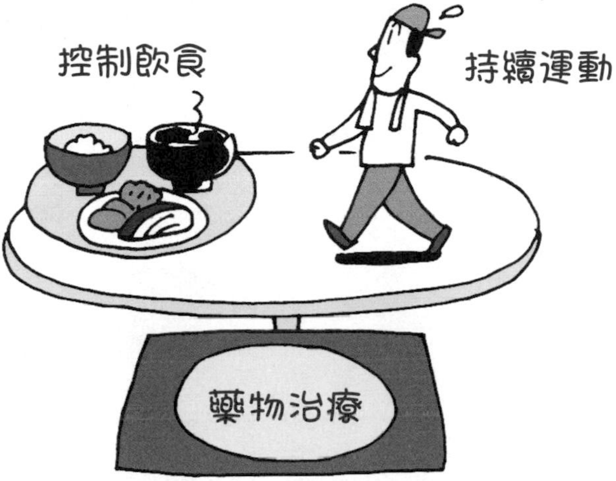

▶ 糖尿病的藥物治療必須以持續的飲食控制和規律的運動為前提。藥物治療開始之後，雖然血糖值會下降，但如果不繼續控制飲食、規律運動的話，血糖將再度飆高

有人一聽到藥物治療，難免先入為主地認為：「何不一開始就吃藥打針？」要知道這是一種不折不扣的錯誤想法。糖尿病和糖尿病前期原本就是生活習慣病，並不是流感等等由病毒引起的疾病。它的本質和吃特定抗病毒藥物（如克流感），以殺死特定流感病毒之類的疾病截然不同，認真說起來，糖尿病高危險群並不是藥物治療的對象。

糖尿病患的血糖值因為藥物治療而降低，若因此把飲食和運動拋諸腦後，血糖值還是會再度升高，而胰臟的胰島素分泌功能只會越來越差，最後將造成血糖值屢創新高，糖尿病更加惡化。

有效的藥物治療和控制飲食、持續運動兩者併行，只要血糖穩定下來，停藥並非不可能。請拿出毅力面對治療吧！

糖尿病藥物治療──口服藥

128 糖尿病的口服藥物可分為3大類

本節講述的重點在於已有糖尿病，以及糖尿病前期階段無法達成血糖控制目標時的處理方式。

當病人同時接受飲食與運動治療，血糖控制卻仍不理想時，即應開始使用口服抗糖尿病藥。目前口服抗糖尿病藥按照作用機轉，有下列三類（註十二，見第一七二頁）：

❶可刺激胰島素分泌的藥物

❷可增強胰島素功能的藥物（胰島素阻抗改善劑）

❸在腸道抑制碳水化合物的分解，延緩其吸收，以降低飯後血糖的藥物

第一類，能夠刺激胰島素分泌的藥物，又可分為「速效型」及「長效型」兩種。第二類可增強胰島素功能的藥物，也稱為「胰島素增敏劑」。第三類能夠在腸道延遲碳水化合物被分解的口服抗糖尿病藥物，因為可降低碳水化合物的最終產物──葡萄糖被吸收的速度，所以能夠改善飯後的高血糖。

一般而言，藥物治療將視病人的症狀和病情不同而給予不同的療程，可單獨使用一種，也可同時使用多種。

不過，無論使用哪一種藥物，目的都在降低血糖值，並不能根治糖尿病。縱使血糖值下降，也不能因此就食不忌口或盡情乾杯。這一點千萬不要搞混了。

接受藥物治療時，必須遵從醫師的指示，以確保療效及安全

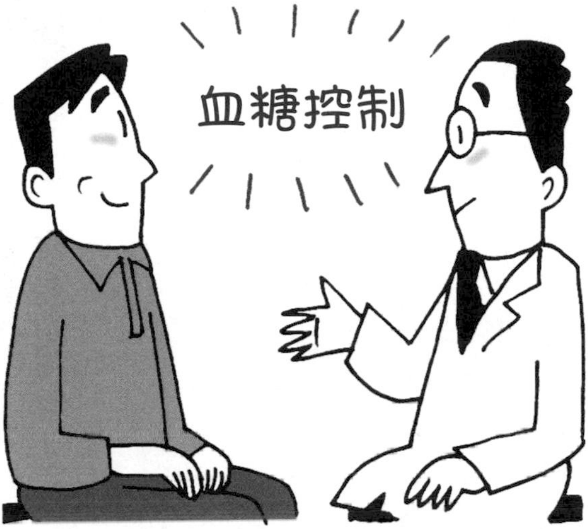

▶ 醫師會視病人的情況和症狀等做最恰當的決定。
因此，從接受藥物治療開始，就要確實遵守醫囑

129 不遵照醫囑，不僅無效，更會招來危險

在接受藥物治療的過程中，最重要的重點莫過於遵從醫師的指示了。該選用哪一種抗糖尿病藥物？劑量該如何調整？糖尿病專科醫師會視病人的身體狀況、症狀以及服藥後的反應、療效等等做出最恰當的決定。

不過，有些患者習慣服藥以後，擅自增減用量。他們以為多吃點藥，血糖值就能多降一點，然而患者本身並沒有判斷用藥量的能力，結果只會使血糖控制變得更困難，甚至還會引起「嚴重的低血糖」，著實危險之至。

無論是藥量、食量或是運動量，遵照醫師的指示比什麼都重要。

當病人必須接受胰島素治療時

130 使用胰島素注射筆，簡單易上手，疼痛也減少

當胰臟胰島素的分泌功能太低，且口服抗糖尿病藥已無法控制血糖，或者初診斷時病人的體內就已經無胰島素分泌可言，此時必須使用胰島素治療，也就是患者自行於皮下注射胰島素的療法。

很多人第一次聽到自己必須接受胰島素治療時，心裡不免一陣震驚、感到害怕。不過近幾年來，注射器改良了不少，和以前大不相同，目前以外型貌似鋼筆的筆型注射器為主流，由於針頭相當纖細，不但大幅降低疼痛，而且使用方便，也易於隨身攜帶。

胰島素治療的注射部位有腹部、大腿、上臂和臀部等皮下。

131 胰島素有5種類，注射方式多為混合使用

用來注射的胰島素依據皮下注射後發揮作用的時間快慢和藥效維持的長短，可分為速效、短效、中效、長效和預混型等五種。

究竟要使用哪一種？取決於患者的症狀。比較常見的治療方式是以不同種類的胰島素相互搭配的組合治療，例如三次餐前（早中晚）短效（或速效）胰島素與一次睡前長效胰島素。透過上述治療方式，盡可能使患者的胰島素分泌曲線接近正常人，同時幫助患者每日的血糖值都能控制穩定並接近正常。

醫療器材的進步可說是日新月異，相信在不久的將來，胰島素治療不再只靠皮下注射，更方便的

胰島素要打在哪個部位？

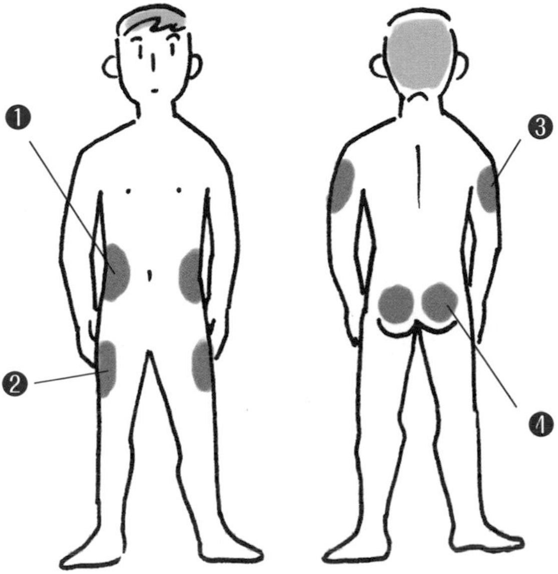

❶ 腹部（下腹部全部，但要避開肚臍周圍 3 公分以內的地方）

❷ 大腿（上半部的外側）

❸ 上臂（外側）

❹ 臀部（後臀部的上半部）

- 胰島素的吸收速度會因注射部位的不同而不同，所以，每天注射時最好固定在同樣的部位
- 下一次注射的地方要在距離上次的注射點至少 2 公分處

吸入型胰島素也會問世（註十三，見第一七二頁）。此外，將分泌胰島素的細胞移植至患者體內等研究，也持續在進行中。只有一點提醒大家，胰島素是一種蛋白質，所以無法直接製成口服藥物使用。

132 血糖控制狀況若穩定良好就有機會停止注射

第一型糖尿病人的胰臟幾乎已經失去分泌胰島素的能力，故終其一生都需要接受胰島素注射。

相對於此，第二型糖尿病人尚保有一定程度的胰島素分泌能力，只要控制好血糖及併發症，不但可以降低注射的劑量和次數，也可以回到原來的藥物治療，甚至於連藥物治療都可以中止。

接受藥物治療的人要注意低血糖

133 藥效太強會使血糖值降得太低

藥物治療所使用的胰島素以及大多數的口服抗糖尿病藥，都可降低飆高的血糖值。在服用藥物或胰島素注射的同時，必須配合適當的用餐、運動時間以及飲食量、運動量，使三者之間取得平衡，就能夠產生「適切的效果」。

然而，如果三者之間失衡的話，血糖值的範圍和藥物作用時間的推移曲線就會出現異常。當這種異常使血糖值降得超乎預期的低時，我們稱之為「低血糖」。

會引起低血糖的原因有下列幾種：

❶因為身體不適，幾乎沒有進食
❷食量比平常少
❸用餐時間延遲
❹運動量（身體勞動）比平常大
❺用藥量比平常多
❻飲酒過量
❼住院前後 等等

低血糖有突如其來者，也有緩慢發生者。無論哪一種，都必須隨時注意。

134 遇到低血糖要及早處理

低血糖會對身體造成各種影響，進而出現某些特定的自覺症狀。一旦出現這些自覺症狀，若不及時處理，症狀只會越來越嚴重，不會自行恢復。萬一處理得太慢，情況嚴重者有昏迷的現象，甚至會致人於死。

因此，糖尿病人和家屬都要能夠認知出現哪些症狀時，要懷疑低血糖？要做什麼樣的緊急處理？低血糖發生時，有的人會無法活動身體，也有的人會意識不清。如果出現這些現象，病人就不可能靠自己獨力處理。諸如此類的狀況都要事先設想周全，才能做好因應對策。

低血糖發生時的因應對策

當陷入低血糖狀態時，首先會出現自律神經功能失調，接著出現中樞神經及大腦功能低下的現象，症狀隨時間的進展而有不同的表現

低血糖的輕度、中度症狀

頭痛、手腳發抖、心悸、無力感、冒冷汗、昏昏欲睡、視覺異常、飢餓感、嘔吐等等

因應對策

- 立即攝取 10 ～ 20 克的砂糖，或相當於前述分量的含糖飲料，並讓病人安靜休息
- 15 分鐘後，病人如仍有上述症狀，則再次給予等量的砂糖，並讓病人安靜休息
- 正在服用具延緩碳水化合物分解作用的抗糖尿病藥的患者，則食用 10 ～ 20 克葡萄糖

未及時處理的話

低血糖的重度症狀

痙攣、精神錯亂、譫妄❶、意識不清、身體暫時麻痺、昏睡等等

因應對策

- 給予肌肉注射升糖素或靜脈注射葡萄糖（多數的患者已無法自行注射，此時需要周遭的人做必要的處理）
- 立即聯絡主治醫師，詢問並接受後續處置的指示

＊低血糖發生之初，會有「來了」的自覺，此時應立即攝取砂糖

＊除了砂糖以外，牛奶糖、麥芽糖、蘇打餅、餅乾等都可以應急。注意，巧克力不具速效性，不適合用來處理低血糖。另外，罐裝果汁也適合用來救急，只是現在很多果汁都訴求低熱量，所以，要選擇砂糖和果糖含量較多的果汁才適合低血糖發生時使用

❶：「譫妄」是一種急性發作的症候群，發生原因是生理異常導致大腦功能混亂，會出現呆滯、注意力變差、幻覺、妄想等情況。

如何安然度過生病的日子？

135 身體狀況不好，血糖值容易忽高忽低

糖尿病並不是那種發病幾天後就能痊癒的疾病。在長年與糖尿病為伍的日子裡，不論再怎麼注意，難免有不小心感冒或吃壞肚子等等身體不適的時候。

感冒、發燒都很容易使血糖值升高。正在接受藥物治療的人，如果身體出現消化不良、吸收不好或食慾不振等狀況，藥效因此相對變強，也就增加了低血糖的風險。

糖尿病患因為罹患其他疾病，導致血糖值和食慾出現異常的時候，我們稱之為「Sick Day（生病時期）」，像這種特殊情況即使是血糖控制良好的人也避免不了。

136 一邊做能力可及的事，一邊聯絡醫生

因罹患糖尿病以外的疾病而導致血糖控制不良，必須盡量設法改善。講到處理原則，最確實的做法就是聯絡糖尿病的主治醫師，接受他的指導與建議。

當然，不一定隨時隨地都聯絡得到主治醫師，不妨事先確認萬一找不到主治醫師，是否可以尋求其他科別醫生的協助。假設其他科別的醫師也聯絡不上，就要找經常諮詢的家庭醫生商量，或者向離家最近的醫院求助。先確認碰到生病時期該如何幫助病人是有必要的。

正接受藥物治療的人，對於本身的血糖及尿糖監測要比平時更密集，除了得確實掌握自己的血糖

狀態之外，還要聽從主治醫師等的建議。比方說測得血糖值超過二〇〇mg／dℓ，或尿糖檢測比平常呈現更嚴重的陽性，都應該立即接受醫師的指導。

沒有辦法做到上述處理時，可參考左欄的處理原則採取行動，並設法聯絡醫師，盡早接受醫師的指示。

緊急時的應急處理原則

<table>
<tr><th></th><th>使用口服抗糖尿病藥患者</th><th>使用胰島素注射患者</th></tr>
<tr><td>確認身體狀況</td><td colspan="2">●每隔 3 ～ 4 小時即檢測一次血糖值及尿糖值
●將發燒、嘔吐以及其他症狀等逐一紀錄下來</td></tr>
<tr><td>如果不能正常進食</td><td>●不論多少，盡量多攝取熱量
●確保一半以上的服藥量</td><td>●盡量攝取足夠的、經醫師指示的大卡數
●盡可能維持指定的注射量</td></tr>
<tr><td>完全無法進食</td><td>●暫停服藥</td><td rowspan="2">●盡可能做到上述的原則
●再怎麼樣也無法攝取到醫師指示的大卡數時，必須降低注射量，但減少的劑量不可超過 50%
●無法應變時，應立即急診住院治療</td></tr>
<tr><td>經常發生低血糖時</td><td>●努力攝取醫師指示的大卡數
●服藥量降至 50%，並且盡快接受主治醫師的指導</td></tr>
</table>

●出現高血糖狀態時

❶飯前血糖值超過 150mg ／ dl 時

以補充胰島素因應。所測得的血糖值較平時每高出 50mg ／ dl，即加打 2 單位的短效胰島素。沒有使用短效型胰島素的人，則以目前使用的胰島素為主，同樣是每高出 50mg ／ dl，加打 2 單位

❷任意時間測得血糖值大於 300mg ／ dl 時

加打 2 ～ 4 單位的短效型胰島素。沒有使用短效型胰島素的人，則以目前使用的胰島素為主，加打數量也是 2 ～ 4 單位

＊以上都是應急措施。最重要的還是要盡一切努力聯絡主治醫師，實在是聯絡不上時，則聯絡受理急診病患的醫院

不要輕信民俗療法

137 「效果宏大」、「立即見效」有科學根據嗎？

和談得來的朋友大啖美食、和同事暢飲到不醉不歸的人，一旦變成糖尿病前期或糖尿病患以後，這種大吃大喝的快樂日子就要大幅節制了，而且，從此以後還需要孜孜矻矻地努力改善飲食型態、持續進行規律運動。

對大多數人來說，這的確是件苦差事。有人盼望著特效藥，希望「一吃見效、馬上痊癒，再過回從前那種快活日子」的心態，一點也不奇怪。

看準了上述急於求成的心理，坊間充斥著各式各樣標榜著「可迅速降低血糖值」、「可擊潰糖尿病」的民俗療法以及健康食品的廣告。這些祕方、偏方、民俗療法、健康食品真的有效嗎？

我們無法把這些療法、產品全都分析、嘗試過一遍，也不能因為沒試過就論定它們全是來歷不明的惡質商品。不過，像是「靈驗萬分的神水」、「有神明宿於其中的靈石」之類一聽就知道缺乏科學根據的東西，不用說也能判斷它們是贗品。

還有一些產品喜歡用醫學上的專有名詞做訴求，比方「提高胰島素的活性」、「可獲得消耗熱量的效果」等等，如果仔細去讀它的內容，就可以發現所陳述的事項大多不具科學驗證。

此外，市面上有很多宣稱對糖尿病有效的飲料。這一類飲料除了含有葡萄糖之外，也有一部分含有咖啡因及酒精，選購之前必須確認清楚。

138 醋漬蛋、蘆薈也有效？建議善加利用「特定保健用食品」

醋漬蛋和蘆薈等產品一直是市場上的銷售常勝軍。根據實際使用過的患者和醫師的說法：「坦白說，沒什麼好，也沒什麼壞。」

最近，保健飲料如雨後春筍層出不窮……

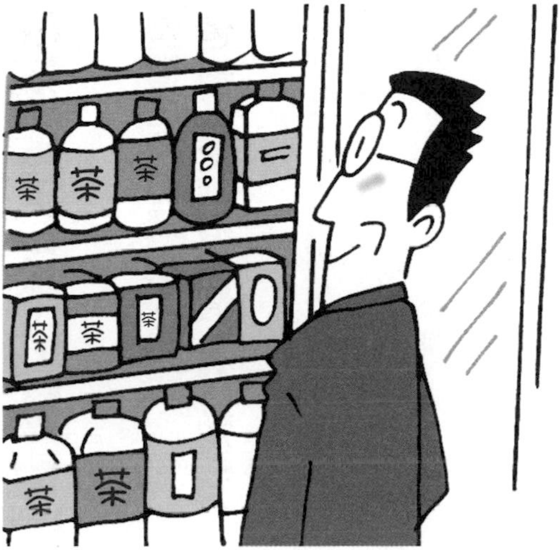

▶ 自認為茶類飲料有效的患者，應該是捨含糖量高的果汁，改喝茶飲所致，血糖值也因此獲得改善

又有很多患者表示，喝了添加明星營養素的食物纖維或多酚的茶類飲料後，自覺有所改善。

茶湯基本上都含有兒茶素等多酚類，毫無疑問，它對身體健康的確有益。

然而，覺得茶類飲料有效的患者，應該是捨高糖分的果汁，改喝茶飲，也就是整體飲食習慣改變所致。

無論如何，糖尿病前期和糖尿病始終都是一種必須靠改變飲食、規律運動才能獲得改善的疾病，讀者們應該要有民俗療法絕不能根治的觀念，別一味相信民俗療法。

倒是厚生勞動省審查通過的「特定保健用食品」（註十四，見第一七二頁），都經過科學的檢驗，證明其具有某種程度的功效，值得我們善加利用。

如何選擇合適的醫療院所及醫生？

139 選醫院非關規模大小，選的是醫師的熱情和實務經驗

想要改善糖尿病前期和糖尿病，必須拿出毅力、持之以恆地進行飲食控制和規律運動。除非是意志無比堅定的人，才能不理會痛苦繼續前進，也因此半途而廢的人很多。

為了避免半途而廢，我們應該找到能讓自己信任的醫師，認同並安心接受他的指導，醫病同心比什麼都重要。

我們應該怎麼找到對治療糖尿病前期和糖尿病既有熱情，又有實務經驗的專科醫師呢？到有名的大醫院去探詢，如何？大醫院裡的確有很多優秀的醫師，不過，這些名醫未必是專門診治糖尿病前期和糖尿病的醫師。反之，離家不遠處的開業醫師也有可能是對治療糖尿病經驗豐富又十分熱心的醫師。總之，選擇醫師的標準絕不是看醫院的規模是大或小。

140 深入了解醫院和醫師的狀況，有助做出最佳選擇

選擇醫師應該以什麼做標準呢？首先要看的是醫院和醫師對糖尿病前期和糖尿病的治療是否充滿熱情？假如醫師本身就是專攻糖尿病的專科醫師，當然不會弄錯治療的步驟。萬一不是，我們可以觀察一下櫃台、候診室是否張貼與糖尿病有關的海報？醫師和院方是否積極建議病人住院接受糖尿病的相關衛教？對於檢查報告，是否給予詳盡的說明？關於今後的治療、血糖和體重控制，是否給予

明確的指示？是否能夠不厭其煩地指導患者如何進行飲食控制和規律運動……？以上都是選擇醫師時的重點。

此外，醫師能否轉介病人到眼科接受檢查？和其他專科醫生間是否互動密切？和護理師、營養師和醫檢師間是否合作愉快？也是重要的判斷依據。

良好的醫病關係是治療的基本原則

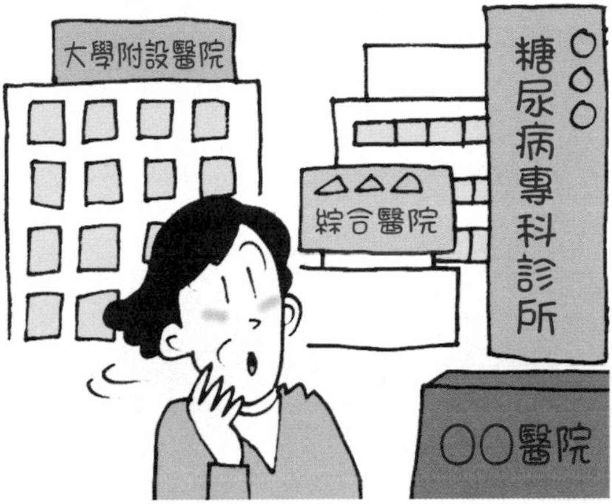

▶ 就糖尿病的治療而言，最重要的莫過於找到自己能信賴的醫院、醫師，並且確實遵守醫師的指導，在醫病之間建立起信任關係

糖尿病患與主治醫師之間的往來大多是長期、經年累月的，彼此能否合得來就顯得特別重要。醫師有沒有醫德？是不是站在患者的角度提出建議？這些問題都要看清楚。

實在無從判斷，或者怎麼找都找不到好醫師時，可向各都道府縣的糖尿病協會或日本糖尿病學會求助。

141 患者本身的態度也是能否和醫師建立信任關係的關鍵

想和醫師建立起良好的醫病關係，不能只靠醫師的熱情和經驗，患者本身的態度也是一大關鍵。醫師需要的資訊，患者要確實提供；對於醫師的指示和建議，患者要盡力遵守。遇到任何疑問或問題，應該毫無顧忌地請教醫師，和醫師討論，請醫師說明，直到理解、認同為止。

審訂註

註一（第 11 頁）：台灣目前糖尿病的人口數約為 140 萬，而「糖尿病前期」只有區域性調查的數據，其人數為糖尿病患的 1.6 倍（日本為 1.5 倍）。

註二（第 11、25 頁）：台灣近 10 年來，糖尿病人數由 110 萬人增加為 140 萬人，增加的人口數為 30 萬。

註三（第 15 頁）：台灣血糖值控制的指標，目前並未分成優、良、可、劣，只有整體控制目標為：

❶空腹血糖值＜ 130mg ／ dl

❷飯後 1 ～ 2 小時血糖值＜ 180mg ／ dl

❸HbA1c ＜ 6.5%

註四（第 15 頁）：台灣妊娠糖尿病的控制標準為：

❶空腹血糖值≦ 95mg ／ dl

❷飯後 1 小時血糖值≦ 140mg ／ dl

❸飯後 2 小時血糖值≦ 120 mg ／ dl

註五（第 25 頁）：就台灣 2009 年狀況來分析，糖尿病盛行率大幅增加的年齡層，無論男女，60 歲之後大幅增加，以下為參考數據。

	年齡（歲）	糖尿病患者（%）
男性	0 ～ 19	0.07
	20 ～ 39	0.78
	40 ～ 59	7.56
	60 ～ 79	19.97
	80 ～	20.07
女性	0 ～ 19	0.08
	20 ～ 39	0.50
	40 ～ 59	5.47
	60 ～ 79	21.97
	80 ～	23.97

＊資料來源：節錄自江怡德醫師發表在台灣醫學會雜誌 Journal of the Formosan Medical Association (2012) 111, 601「Table 2 Diabetes prevalence rate by age and gender in Taiwan from 2000 to 2009.」

註六（第 28 頁）：台灣第一型糖尿病患人數占整體糖尿病患的 1 ～ 2%，第二型糖尿病患人數占 98 ～ 99% 左右。

註七（第 35 頁）：台灣空腹血糖值及 75 克口服葡萄糖耐受實驗的判定區分

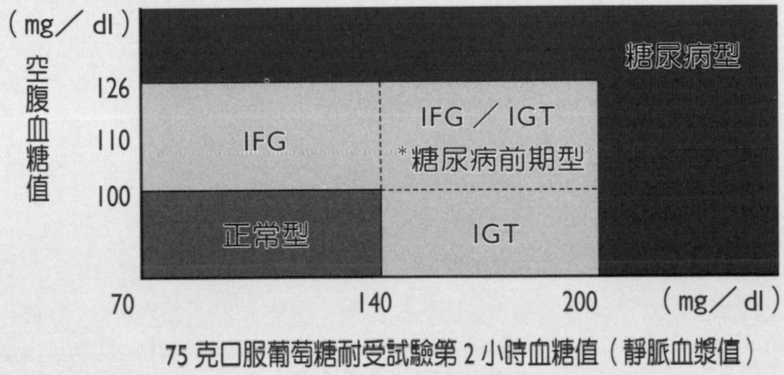

	空腹血糖值	口服葡萄糖耐受試驗
正常型	＜ 100mg／dl	＜ 140 mg／dl
IFG	100 ～ 125mg／dl	＜ 140 mg／dl
IGT	＜ 100mg／dl	140 ～ 199 mg／dl
IFG／IGT	100 ～ 125mg／dl	140 ～ 199 mg／dl
糖尿病型	≧ 126mg／dl	≧ 200 mg／dl

*「糖尿病前期」指的是血糖比正常值高，但還未達到糖尿病診斷的情形。定義：只要符合空腹血糖偏高（IFG）或葡萄糖耐受不良（IGT）其中一種，或兩種都符合，而未達糖尿病診斷標準。

註八（第 37 頁）：台灣「糖尿病、糖尿病前期相關症狀及併發症」相關檢驗數值的標準值，會隨不同檢驗單位、儀器而有所差異，但原則上大同小異。

註九（第 56 頁）：台灣「食物代換表」有許多種，每家醫院的營養師都有自己的一套，建議可向就診醫療院所詢問。

註十（第 97 頁）：台灣「糖尿病腎病變的分期及飲食原則」與日本同。

註十一（第 142 頁）：台灣目前沒有「住院教育」這種住院項目，健保制度亦無給付。

註十二（第 158 頁）：詳細而言，口服藥應該有七類，分別是：

❶雙胍類
❷磺醯脲類
❸非磺醯脲類
❹阿爾發葡萄糖苷酶抑制劑
❺胰島素增敏劑
❻二肽基酶 -4 抑制劑
❼鈉一葡萄糖共同轉運器 -2（SGLT2）抑制劑

註十三（第 161 頁）：吸入型胰島素曾經上市，但現在已不使用了。

註十四（第 167 頁）：根據台灣食品衛生管理法、健康食品管理法規定，非藥物並不能標示對疾病有療效，保健功能亦不能誇大其詞。台灣目前有一些適合糖尿病患者使用的營養品，均屬於代餐性質，如葡勝納、立攝適等。

附錄

台灣糖尿病防治各級醫療院所一覽表

北

區域	醫院機構	科別	電話
基隆市	基隆醫院	糖尿病內分泌科／家庭醫學科	(02)2429-2525
基隆市	基隆長庚醫院	新陳代謝科／家庭醫學科	(02)2431-3131
台北市	新光醫院	內分泌科／家庭醫學科	(02)2833-2211
台北市	台大金山分院	家庭醫學科	(02)2498-9898
台北市	台北榮總醫院	內分泌新陳代謝科／家庭醫學科	(02)2871-2121
台北市	關渡榮總醫院	內分泌暨新陳代謝科／家庭醫學科	(02)2858-7000
台北市	淡水馬偕醫院	內分泌暨新陳代謝科／家庭醫學科	(02)2809-4661
台北市	汐止國泰醫院	內分泌新陳代謝科／家庭醫學科	(02)2648-2121
台北市	內湖國泰醫院	內分泌新陳代謝科／家庭醫學科	(02)8797-2121
台北市	台北忠孝醫院	新陳代謝科／家庭醫學科	(02)2786-1288
台北市	台北陽明醫院	新陳代謝科／家庭醫學科	(02)2835-3456

區域	醫院機構	科別	電話
台北市	書田診所	新陳代謝科／家庭醫學科	(02)2369-0211
	台大醫院	代謝內分泌科／家庭醫學科	(02)2312-3456
	台大北護分院	內分泌新陳代謝科／家庭醫學科	(02)2371-7101
	台北馬偕醫院	內分泌暨新陳代謝科／家庭醫學科	(02)2543-3535
	台北長庚醫院	內分泌暨新陳代謝科／家庭醫學科	(02)2713-5211
	台北國泰醫院	內分泌新陳代謝科／家庭醫學科	(02)2708-2121
	北醫附設醫院	內分泌新陳代謝科／家庭醫學科	(02)2737-2181
	台北萬芳醫院	內分泌新陳代謝科／家庭醫學科	(02)2930-7930
	台北中興醫院	內分泌及新陳代謝科／家庭醫學科	(02)2552-3234
	台北仁愛醫院	內分泌新陳代謝科／家庭醫學科	(02)2709-3600
	台北和平醫院	新陳代謝科／家庭醫學科	(02)2388-9595
	台北婦幼醫院	新陳代謝科／家庭醫學科	(02)2391-6470
	台安醫院	內分泌科／家庭醫學科	(02)2771-8151

區域	醫院機構	科別	電話
新北市	雙和醫院	新陳代謝科／家庭醫學科	(02)2249-0088
	亞東醫院	新陳代謝科／家庭醫學科	(02)8966-7000
	台北醫院	內分泌暨新陳代謝科／家庭醫學科	(02)2276-5566
	新店耕莘醫院	內分泌科／家庭醫學科	(02)2219-3391
	台北慈濟醫院	新陳代謝內分泌科／家庭醫學科	(02)6628-9779
桃園縣市	桃園榮總醫院	新陳代謝科／家庭醫學科	(03)286-8001
	桃園醫院	新陳代謝科／家庭醫學科	(03)369-9721
	林口長庚醫院	內分泌暨新陳代謝科／家庭醫學科	(03)328-1200
	桃園長庚醫院	內分泌暨新陳代謝科／家庭醫學科	(03)319-6200
	桃園醫院新屋分院	一般內科／家庭醫學科	(03)497-1989
新竹縣市	台大新竹分院	新陳代謝科／家庭醫學科	(03)532-6151
	新竹馬偕醫院	內分泌科／家庭醫學科	(03)611-9595
	新竹國泰醫院	內分泌新陳代謝科／家庭醫學科	(03)527-8999

區域	醫院機構	科別	電話
新竹縣市	台大竹東分院	內科／家庭醫學科	(03)594-3248
新竹縣市	新竹榮總醫院	新陳代謝科／家庭醫學科	(03)596-2134
苗栗縣市	苗栗醫院	內科／家庭醫學科	(03)726-1920

中

區域	醫院機構	科別	電話
台中市	台中醫院	新陳代謝科／家庭醫學科	(04)2229-4411
台中市	台中仁愛醫院	內分泌新陳代謝／家庭醫學科	(04)2225-5450
台中市	台中榮總醫院	新陳代謝科／家庭醫學科	(04)2359-2525
台中市	中山醫學大學附設醫院	內分泌科／家庭醫學科	(04)2473-9595
台中市	中山醫學大學附設醫院中興分院	內科／家庭醫學科	(04)2262-1652
台中市	台中慈濟醫院	新陳代謝及內分泌科／家庭醫學科	(04)3606-0666
台中市	梧棲童綜合醫院	內分泌暨新陳代謝科／家庭醫學科	(04)2658-1919

區域	醫院機構	科別	電話
台中市	沙鹿童綜合醫院	內分泌暨新陳代謝科／家庭醫學科	(04)2662-6161
台中市	大里仁愛醫院	內分泌新陳代謝／家庭醫學科	(04)2481-9900
台中市	豐原醫院	新陳代謝科／家庭醫學科	(04)2527-1180
南投縣市	南投醫院	新陳代謝科／家庭醫學科	(049)223-1150
南投縣市	南基醫院	內分泌新陳代謝科／家庭醫學科	(049)222-5595
南投縣市	台中榮總埔里分院	新陳代謝科／家庭醫學科	(049)299-0833
彰化縣市	彰化秀傳醫院	新陳代謝科／家庭醫學科	(04)725-6166
彰化縣市	彰化基督教醫院	內分泌新陳代謝科／家庭醫學科	(04)723-8595
彰化縣市	彰化醫院	新陳代謝科／家庭醫學科	(04)829-8686
彰化縣市	彰濱秀傳醫院	新陳代謝科／家庭醫學科	(04)781-3888
雲林縣	台大斗六院區	代謝內分泌科／家庭醫學科	(05)532-3911
雲林縣	台大虎尾院區	代謝內分泌科／家庭醫學科	(05)633-0002
雲林縣	雲林基督教醫院	內分泌新陳代謝科／家庭醫學科	(05)587-1111
雲林縣	雲林長庚醫院	新陳代謝科／家庭醫學科	(05)691-5151
雲林縣	若瑟醫院	新陳代謝科／家庭醫學科	(05)633-7333

區域	醫院機構	科別	電話
嘉義縣市	台中榮總嘉義分院	新陳代謝科／家庭醫學科	(05)235-9630
	大林慈濟醫院	新陳代謝科／家庭醫學科	(05)264-8000
	台中榮總灣橋分院	新陳代謝科／家庭醫學科	(05)279-1072
	嘉義長庚醫院	新陳代謝科／家庭醫學科	(05)362-1000
	朴子醫院	新陳代謝科／家庭醫學科	(05)379-0600

南

區域	醫院機構	科別	電話
台南市	台南市立醫院	內分泌新陳代謝科／家庭醫學科	(06)260-9926
	成大醫院	內分泌新陳代謝科／家庭醫學科	(06)235-3535
	台南醫院	新陳代謝科／家庭醫學科	(06)220-0055 轉 9
	新營醫院	一般內科／家庭醫學科	(06)6351131 ～ 8
	高雄榮總台南分院	新陳代謝科／家庭醫學科	(06)312-5101

區域	醫院機構	科別	電話
台南市	台南奇美醫院	新陳代謝科／家庭醫學科	(06)281-2811
	柳營奇美醫院	內分泌科／家庭醫學科	(06)622-6999
	佳里奇美醫院	內分泌科／家庭醫學科	(06)726-3333
高雄市	高雄榮總醫院	內分泌新陳代謝科／家庭醫學科	(07)342-2121
	高雄鳳山醫院	新陳代謝科／家庭醫學科	(07)741-8151
	高雄醫學大學附設醫院	內分泌新陳代謝內科／家庭醫學科	(07)312-1101
	高雄大同醫院	內分泌新陳代謝科／家庭醫學科	(07)291-1101
	高雄民生醫院	內分泌新陳代謝科／家庭醫學科	(07)751-1131
	高雄小港醫院	一般內科／家庭醫學科	(07)803-6783
	高雄旗津醫院	一般內科／家庭醫學科	(07)571-2891
	高雄市立聯合醫院	新陳代謝科／家庭醫學科	(07)555-2565
	高雄長庚醫院	新陳代謝科／家庭醫學科	(07)731-7123

區域	醫院機構	科別	電話
高雄市	旗山醫院	新陳代謝科／家庭醫學科	(07)661-3811～5
	高雄岡山醫院	內分泌新陳代謝／家庭醫學科	(07)622-2131
屏東縣市	國軍高雄總醫院屏東分院	內分泌暨新陳代謝科／家庭醫學科	(08)756-0756
	屏東基督教醫院	新陳代謝科／家庭醫學科	(08)736-8686
	屏東醫院	新陳代謝科及糖尿科／家庭醫學科	(08)736-3011～5
	恆春旅遊醫院	一般內科／家庭醫學科	(08)889-2704
	恆春基督教醫院	腎臟內科／一般內科／家庭醫學科	(08)889-2293

東

區域	醫院機構	科別	電話
宜蘭縣市	陽明附設醫院	新陳代謝科／家庭醫學科	(03)905-1688
	榮總員山分院	新陳代謝科／家庭醫學科	(03)922-2141、080-9005-925
	榮總蘇澳分院	肝膽腸胃科／家庭醫學科	(03)990-5106
	羅東聖母醫院	新陳代謝科／家庭醫學科	(03)954-4160

區域	醫院機構	科別	電話
花蓮縣市	榮總玉里分院	腎臟內科／家庭醫學科	(03)888-3141
花蓮縣市	榮總鳳林分院	一般內科／家庭醫學科	(03)876-4539
花蓮縣市	慈濟醫院	新陳代謝科內分泌科／家庭醫學科	(03)856-1825
花蓮縣市	慈濟玉里院區	一般內科	(03)888-2718
花蓮縣市	衛生福利部花蓮醫院	一般內科／家庭醫學科	(03)835-8141
花蓮縣市	衛生福利部玉里醫院	一般內科／家庭醫學科	(03)888-6141
花蓮縣市	花蓮門諾醫院	內分泌科／家庭醫學科	(03)824-1234
台東縣市	慈濟關山院區	一般內科	(089)814-880
台東縣市	衛生福利部台東醫院	一般內科／家庭醫學科	(089)324-112
台東縣市	衛生福利部台東醫院成功分院	新陳代謝科／家庭醫學科	(089)854-748
台東縣市	榮總台東分院	家庭醫學科	(089)222-995
台東縣市	馬偕台東分院	內分泌及新陳代謝科／家庭醫學科	(089)310-150

台灣糖尿病諮詢服務單位一覽表

單位名稱	網址	電話
台灣糖尿病協會	http://homepage.vghtpe.gov.tw/~meta/hospital/	(02)2875-7515
中華民國糖尿病衛教學會	http://www.tade.org.tw/	(02)2560-3118
中華民國糖尿病學會	http://www.endo-dm.org.tw/dia/dia_weblink.asp	(02)2375-3352
財團法人糖尿病關懷基金會	http://www.dmcare.org.tw/	(02)2389-4625
社團法人中華民國糖尿病病友全國協會	http://www.tapd.tw/	(02)2381-0096
全國糖尿病病友團體	台灣目前有495個糖尿病病友團體，大多是由醫院、衛生局所、基金會或協會協助下成立。病友團體相關訊息可向就診醫院、所在地衛生局所，或者上述基金會、協會等機構詢問	
當地衛生局或衛生所	台灣目前有25個縣市都已建置「糖尿病共同照護網」，需要更多的服務時，可以向所在地衛生局所保健課尋求幫忙	

台日名醫聯手，助您永保健康！

健康檢查是預防醫學很重要的一環，每年做一次健康檢查，已經成為台灣人保健的常識。但健檢報告如果出現膽固醇、尿酸、血糖等數值超標、甚至滿江紅時，應該怎麼辦？【日本名醫問診系列】正是因應此一需求，為健檢數值異常、慢性病高風險群提供改善與預防專業意見，是現代人必備的居家健康百科。

本系列原是日本出版文化界執牛耳的【主婦與生活社】所推出的圖解健康科普叢書，針對現代人最常見的高膽固醇、高血糖、高尿酸、高血壓等慢性病，提供如何正確解讀健檢數值，以及透過飲食控制、有效運動、生活技巧到最新治療方式等等妙方絕招，快速有效降低數值，並預防再患。書中充滿日本名醫的長期臨床智慧，以精闢解讀、圖文並茂的編輯呈現，讓讀者一看就懂、輕鬆上手。

日本素以「長壽國」著稱，長期累積防治中老年人常見慢性病的專科醫師制度，並有著促進長壽健康整體療法的相關醫療中心。本系列叢書最大的特色，就是由日本各科名醫如東京都健康長壽醫療中心院長井藤英喜、広岡醫院院長広岡昇、西崎診所院長西崎統、東京女子醫科大學痛風中心教授谷口敦夫等極知名而臨床經驗豐富的良醫親自執筆、監修，兼具知識深度和居家操作的簡便性，極適合作為推廣全民預防及保健之用。

尤其，在中文版方面，我們特別為讀者邀請到國內心血管、新陳代謝等相關各科名醫，專文撰寫台灣在高膽固醇、高血糖、高尿酸、高血壓等臨床現況和治療最新方法等等珍貴內容，提供第一手資訊給高關心度的讀者。尤其感謝審訂者醫師在內容的專業名詞審訂、解說，以及台灣醫療判定標準等方面，做了許多資料補充，讓中文版更貼近台灣讀者的需要。

本書系觀點係根據西醫最新發展現況書寫。畢竟，目前主流醫學仍以西醫為主要治療方式，尤其，健康檢查更是一般人確認是否罹患疾病最所仰賴，因此，出版本系列叢書，期待幫助讀者善用目前主流醫療體系所能提供的協助，也可以做為醫病溝通的第一本入門書。讀過本書，便可完全掌握門診或住院醫師的病情分析與治療說明，並引導從生活上徹底改善體質，永保健康。

當然，人體是一個極為精密奧妙的結構，如果要遠離病痛，除了西醫以外，包括自然醫學、中醫等強調整體療法的醫療選擇，也越來越受到大家重視。新自然主義本著追求身心靈健康的出版宗旨，也陸續推出自然醫學相關領域好書，期盼提供讀者更寬廣的視野和知識。

血糖控制好，一切沒煩惱！

二〇二一年國人十大死亡原因中糖尿病排名第五位，與二〇二〇年相比，較上升十一％！可見未來罹患此病的嚴重性會更加明顯。

根據國民健康署統計，全國約有兩百多萬名糖尿病的病友，且每年以兩萬五千名的速度持續增加，因為推估初期糖尿病患，從外觀看不出，也沒有任何不適的症狀，所以許多人並不足為慮，每日仍然豪飲豪食，完全不在乎血糖控制會影響身體器官機能的運作，在臨床上太常看見這等病人。

「甜蜜的負擔」有人這樣形容糖尿病，但在我的臨床經驗裡，深覺糖尿病真是可怕的疾病，因為一旦血糖沒控制好，全身上下器官漸進發生的併發症，就會一步步折磨你，從小血管病變眼睛視力看不到，到截肢、洗腎，這些併發症是多麼令人痛不欲生的！所以如何控制好血糖，令人驚慌害怕的事，才能一無煩惱。

《完全控制血糖（糖尿病）的最新療法》是一本圖文並茂簡易闡述糖尿病的全書，非常適合一般民眾與病友的閱讀，血糖要控制好，並非難事，飲食控制、規律運動及藥物治療這三大區塊是我們衛教時常耳提面命的重點，但很多時候衛教完，病友們也忘了，但若藉由此書的協助，相信可以幫助許多病友作好血糖控制。

糖尿病九十五％源自不良的生活習慣，審視我們的生活飲食面就可以輕易發現，為何糖尿病人口數會暴衝，但你能倖免於難嗎？別沒病識感！第一章你不可不知的血糖二三事，告訴「不關我事」的朋友們，你有可能是糖尿病的候選人。

而糖尿病病友們也無需擔心，照此書的建議來觀看自己，了解自己目前的情形、血糖的控制狀況，再一步一步跟著方法行，相信你的血糖控制將漸進式達到平穩。有過重、肥胖的病友／朋友們，書中教導著恪遵「飲食五原則」，就能達到減重，畢竟大家都知肥胖是健康的大敵，減重除對血糖控制有利，對其他的生活習慣病也是有達到預防的效果。

「飲食控制」是控制好血糖的唯一方法，但如何透過飲食來平穩血糖值就是一項非常重要的功課，很多人說我又不是營養師，這也太難了吧！不用擔心，此書第三章花了很多篇幅講述這方面的知識及建議，包括外食族、宴會的外食挑選技巧、高齡者、有併發症病友的飲食原則，真的是一本相當豐富的工具書。

還有如何養成運動習慣、解放壓力、調整生活型態，這些對血糖控制具有正面影響的建議方針，最後不免提到用藥的部份，病友們對藥物也常有迷思，所以看完此書後，你會對用藥更有概念的。

血糖控制好，一切沒煩惱，相信是《完全控制血糖（糖尿病）的最新療法》要帶給大家健康生活的目的，故此樂意推薦此書給予所有關懷自己及周邊朋友健康的你。

宜仁健康營養諮詢中心院長

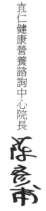

血糖（糖尿病）完全控制的最新療法

日文監修　井藤英喜
譯　　者　林雅惠
特約編輯　發言平台創意整合有限公司　呂芝萍
美術設計　陳瑀聲
圖文整合　洪祥閔、黃筑歆

責任編輯　何　喬
社　　長　洪美華

出　　版　新自然主義
　　　　　幸福綠光股份有限公司
地　　址　台北市杭州南路一段 63 號 9 樓之 1
電　　話　(02)23925338
傳　　真　(02)23925380
網　　址　www.thirdnature.com.tw
E - m a i l　reader@thirdnature.com.tw

印　　製　中原造像股份有限公司
初　　版　2014 年 3 月
四　　版　2023 年 2 月
四版二刷　2023 年 8 月

郵撥帳號　50130123 幸福綠光股份有限公司
定　　價　新台幣 320 元（平裝）

ISBN 978-626-7254-08-0

總經銷：聯合發行股份有限公司
新北市新店區寶橋路 235 巷 6 弄 6 號 2 樓
電話：(02)29178022 傳真：(02)29156275

國家圖書館出版品預行編目資料

血糖（糖尿病）完全控制的最新療法 / 井藤英喜 監修；林雅惠 翻譯 . -- 四版 . -- 臺北市 : 新自然主義 , 幸福綠光 ,2023.02
面；　公分 --
ISBN 978-626-7254-08-0(平裝)
1. 糖尿病 2. 健康法

415.668　　112000359